AYUNO INTERMITENTE

5:2 recetas de dieta para desintoxicar tu cuerpo y adelgazar

(La mejor guía para mantenerse delgado y mejor sano y quemar grasa abdominal)

Yoshi Gil

Publicado Por Daniel Heath

© Yoshi Gil

Todos los derechos reservados

ISBN 978-1-989853-46-7

Este documento está orientado a proporcionar información exacta y confiable con respecto al tema y asunto que trata. La publicación se vende con la idea de que el editor no esté obligado a prestar contabilidad, permitida oficialmente, u otros servicios cualificados. Si se necesita asesoramiento, legal o profesional, debería solicitar a una persona con experiencia en la profesión.

Desde una Declaración de Principios aceptada y aprobada tanto por un comité de la American Bar Association (el Colegio de Abogados de Estados Unidos) como por un comité de editores y asociaciones.

TABLA DE CONTENIDO

Parte 1

Introducción

Felicidades por descargar este libro electrónico y tambiéngraciaspor hacerlo.

El Ayuno Intermitente (IFpor sus siglas en inglés),está ganando bastante popularidad en estos días. Encontrarás que cada vez más personas se cambian a este tipo de dieta debido a su eficacia. De hecho, es una de las formas más efectivas para perder peso y mantenerse saludable. Los siguientes capítulos te enseñarán todo lo que hay que saber sobre el ayuno intermitente:

El Capítulo 1 habla sobre los conceptos básicos del ayuno intermitente, lo que te ayudará a construir una base sólida de lo que realmente se trata esta dieta.

El Capítulo 2 aborda los desafíos que probablemente enfrentarás durante el ayuno intermitente. También habla sobre cómo puedes superar estos desafíos de manera efectiva.

El Capítulo 3 trata de los diferentes tipos de ayuno intermitente. Aprendes sobre las diferentes maneras de aplicar la dieta IF en tú vida.

El Capítulo 4 establece las mejores prácticas que debes observar antes de comenzar una dieta de ayuno intermitente para un éxito óptimo.

El capítulo 5 habla sobre el ayuno intermitente como una forma de vida. A diferencia de otros programas, la dieta IF es un hábito de alimentación saludable que puedes realizar de manera segura y de por vida.

Hay muchos libros y recursos disponibles sobre este tema en el mercado, ¡gracias otra vez por elegir éste! Se hicieron todos los esfuerzos para garantizar que esté lleno de la mayor cantidad de información útil posible. ¡Por favor, disfrútalo!

Capítulo 1
Ayuno Intermitente 101

¿Qué es el Ayuno Intermitente?

El término *ayuno intermitente*, también conocido como *IF*, es un tipo de dieta que alterna entre ciclos de ayuno y periodos sin ayuno, por lo tanto, se llama *intermitente*. Cuando utilices este programa, tendrás que establecer una ventana de tiempo para comer, junto con un período de tiempo específico para el ayuno.

Además, a diferencia de otros programas de dieta, en los que debes estar consciente de lo que comes, el ayuno intermitente te permite satisfacer tus antojos dulces. De hecho, no es necesario que elimines ciertos alimentos de tu dieta–en lo único en lo que tienes que concentrarte es *cuándo* vas a comer. Y, sin embargo, la dieta ha demostrado ser muy efectiva para ayudar a las personas a perder grasas persistentes, promoviendo la buena salud.

Hoy en día, más y más personas están aprendiendo y cambiando a la dieta IF, y nunca podrían haber estado más felices.

Pero, te podrías preguntar: ¿Por qué debo ayunar? Ya que el ayuno significaría pasar hambre por algún tiempo. Entonces, ¿por qué hacerlo? Bueno, varias investigaciones, estudios y experimentos han demostrado que el ayuno es realmente bueno para el cuerpo. De hecho, la gente ha estado ayunando desde la antigüedad.

Aunque anteriormente se recurría al ayuno por razones espirituales y religiosas, hoy en día se sabe que el ayuno es bueno para la salud. De hecho, puede prevenir y curar con éxito muchas enfermedades. Al ayunar incluso por un día, el sistema digestivo puede descansar, ahorrando energía que el cuerpo habría usado para la digestión. Si una persona no ayuna, gran parte de esa energía se gastará en la digestión de los alimentos, por lo que el cuerpo no podrá curarse bien.

Según el Padre de la Medicina, Hipócrates, hay un médico en cada persona, y la mejor manera de hacer que este médico trabaje para ti es mediante el ayuno. De hecho, el ayuno es una medicina maravillosa que puede curar una gran cantidad de enfermedades.

No hay nada extraño en el ayuno. Incluso los animales ayunan cuando no se sienten bien. Utilizan sus instintos y consideran que es mejor no comer durante períodos específicos de tiempo. Cuando practiques el ayuno intermitente, aprovecharás todos los beneficios del ayuno, sin tener que sacrificar la comida por completo. No solo eso, sino que también es el tipo de plan de dieta que puedes utilizar para toda la vida.

¿Ayuno vs.Ayuno Intermitente?

A diferencia del ayuno regular, en el que está completamente prohibido comer durante un período determinado, el ayuno intermitente te brinda una relajación para comer entre los períodos de ayuno. Por lo tanto, no necesitas morirte de hambre o preocuparte por la desnutrición. Además, es más fácil que el ayuno durante largos períodos de tiempo y ofrece muchos más beneficiosque los ayunos regulares.

Ayuno intermitente vs. otros programas de dieta

A diferencia de otros programas de dieta, el ayuno intermitente no se centra en gran medida en lo que comes, se trata más de *cuándo*comes. Por supuesto, esto no significa que puedescomer como troglodita después del ayuno y se te aconseja tomar decisiones sobre alimentossaludables. A diferencia de otros planes de dieta, el ayuno intermitente te permite comer durante tu ventana de ingesta.

Por lo tanto, no tienes que privarte de los alimentos que disfrutas. El ayuno intermitente también se puede llevar durante un período prolongado, incluso durante toda la vida, si le agarras el truco. Esto es muy diferente a otros programas de dieta que solo pueden usarse durante un tiempo limitado, porque las personas terminan perdiendo motivación. De hecho, se puede decir que el ayuno intermitente es más un estilo de vida que un simple programa que se usa solo cuando se necesita perder un par de kilos.

El ayuno intermitente también es fácil de entender. No tienes que preocuparte por registrar tu ingesta de calorías, ni tienes que hacer cálculos complicados. De hecho, no tienes que calcular nada, es solo la cantidad de horas para ayunar y comer. Esto es algo muy simple que puedes hacer fácilmente. Vale la pena señalar que el poder del ayuno intermitente reside en su simplicidad. Se encuentra en el poder del ayuno, donde intencionalmente dejas de comer por algún tiempo. Es durante este período cuando el cuerpo activa su capacidad de autocuración y te hace quemar esas grasas persistentes. Por último, pero no menos importante, a diferencia de otros programas de dieta que pueden ser peligrosos para la salud, el ayuno intermitente es bueno para ti en todo tipo de aspectos.

Los Beneficios

El ayuno intermitente es bien conocido por tener muchos beneficios. Vamos a discutirlos uno por uno:

Pérdida de peso

Por supuesto, el beneficio más popular del ayuno intermitente es que es muy efectivo cuando se trata de perder peso. Si deseas poder deshacerte de esas grasas rebeldes, entonces la dieta IF definitivamente puede hacer el trabajo por ti.

Cuando se trata de perder peso, la clave es comer menos calorías de las que consumes normalmente.

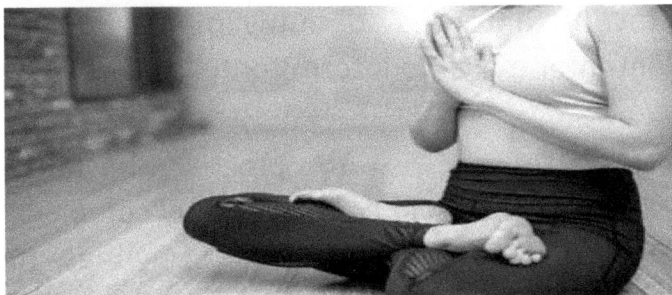

Ya que solo habrá una ventana limitada para comer, lo más probable es que consumas menos calorías, lo que resulta en la pérdida de peso. Aquellos que han probado el ayuno intermitente, incluso por algunos días, han experimentado el poderoso beneficio de este programa de dieta para quemar grasa.

Mejora las funciones celulares y hormonales.

Cuando se deja de comer por un tiempo, el cuerpo se ve obligado a usar su energía para los procesos de reparación celular. Una parte de este proceso consiste en eliminar sustancias dañinas o malas de las células. Los genes de uno también pueden mejorar y promover la longevidad. Si quieres tener una piel de aspecto más joven, entonces definitivamente debes intentar el ayuno intermitente.

Autofagia

La autofagia es un proceso bastante interesante. Se le conoce como "comer de uno mismo". Cuando estás en ayunas, tu cuerpo comienza a utilizar los depósitos disponibles de sustancias tóxicas o materiales que están presentes en el cuerpo, por lo que lo limpia de sustancias nocivas. Sin embargo, esto solo es posible cuando el sistema digestivo está en reposo. Es por esto por lo que la autofagia solo ocurre cuando estás en un estado de ayuno. Esta es una forma muy efectiva y natural de curar enfermedades.

La autofagia es un beneficio maravilloso que puede curar varias enfermedades. Teniendo en cuenta la mala dieta y el estilo de vida al que están expuestas la mayoría de las personas, es importante que tu cuerpo tenga la oportunidad de curarse y limpiarse por sí solo. Una vez que se alcanza el estado de autofagia, el cuerpo utiliza su capacidad innata para curarse mediante la eliminación de células y sustancias dañinas. Para alcanzar la autofagia más rápidamente, puedes hacer ejercicios físicos y tratar de no darte atracones durante tu período de alimentación.

Curar y prevenir enfermedades.

El ayuno intermitente puede curar una gran cantidad de enfermedades. La investigación muestra que si aplicas el ayuno intermitente el tiempo suficiente, puedes prevenir e incluso curar diferentes tipos de enfermedades. Esto incluye diabetes, problemas de presión sanguínea alta, problemas gastrointestinales y otros. También es una forma efectiva de prevenir enfermedades crónicas, como el cáncer y otras.

Sin embargo, para que esto sea posible, también necesitas comer alimentos saludables. No puedes simplemente ayunar y luego llenar tu estómago con alimentos poco saludables. Sin mencionar, también necesitas vivir sano. Por lo tanto, evita o deja de fumar y bebe con moderación.

Este beneficio curativo del ayuno intermitente proviene principalmente de evitar los alimentos durante ciertos períodos de tiempo. Desde la antigüedad, las personas han ayunado para curarse. Incluso los animales no comen cuando no se sienten bien. En lugar de ello, simplemente se quedan quietos y permiten que el poder curativo natural del cuerpo se haga cargo. Sólo hasta que finalmente se curan, comienzan a comer de forma normal. El mismo principio se aplica a los humanos. Ahora, no necesitas estar enfermo para observar el ayuno. La práctica del ayuno tiene otros beneficios, como la prevención de enfermedades, la limpieza del cuerpo de toxinas y otros.

Bueno para el corazón

Las enfermedades del corazón se consideran el asesino número uno del mundo. Afortunadamente, el ayuno intermitente ha demostrado ser bueno para el corazón. El ayuno durante ciertos períodos de tiempo puede mejorar los factores de riesgo asociados con las enfermedades del corazón. Mejora los niveles de colesterol y triglicéridos en la sangre, así como los marcadores inflamatorios y los niveles de azúcar en la sangre. Si tan solo más personas aprendieran y practicaran el ayuno intermitente, se salvarían muchas vidas.

Desafortunadamente, hay personas que leen sobre la dieta IF, pero no toman medidas para aplicar este conocimiento en su vida. Adquirir conocimientos por sí solo, no es suficiente. Ser saludable es una forma de vida.

Bueno para el cerebro

Los estudios demuestran que el ayuno intermitente es bueno para el cerebro. También es eficaz en la prevención de la enfermedad de Alzheimer y otras enfermedades neurodegenerativas. Un experimento con ratas mostró que el ayuno intermitente también ayuda a prevenir el daño cerebral que puede ser causado por un derrame cerebral. Al principio, es posible que notes lo contrario. Puede que sientas que no puedes pensar con claridad. No te preocupes; esto es bastante normal cuando el cerebro se está adaptando a una nueva dieta. Solo se paciente y pronto sentirás los efectos positivos del ayuno intermitente en tu cerebro.

Mayor concentración y claridad mental

Una vez que te acostumbres al ayuno intermitente, experimentarás un mayor enfoque y concentración mental. También experimentarás un nivel de claridad mental que probablemente no haya experimentado antes. Es el tipo de claridad que hace que esta dieta sea única. Aunque, esto puede no suceder en los primeros días, de hecho, los primeros días de ayuno pueden ser bastante difíciles. Pero no te preocupes; esto es solo porque tu cuerpo todavía no está acostumbrado a tu dieta. Una vez que tu cuerpo sea capaz de adaptarse a este nuevo hábito alimenticio, comenzarás a experimentar una mayor concentración y un estado de claridad mental.

Aumenta el rendimiento físico.

Es un error común pensar que comer menos o ayunar hará que tu cuerpo se debilite. Esto solo ocurrirá al principio, cuando tu cuerpo se esté acostumbrando a su nueva forma de vida. Sin embargo, una vez que se acostumbre al ayuno intermitente, pronto experimentarás un rendimiento físico mejorado. Esta es la razón por la que aquellos que realizan un ayuno intermitente no tienen ningún problema en ir al gimnasio o realizar otras actividades físicas.

Conveniencia

Vale la pena mencionar que la dieta IF es más fácil de seguir, en comparación con otros programas de dieta. No es complicado. Tampoco elimina ciertos alimentos de tu dieta ni impone ninguna restricción. En lugar de ello, solo se enfoca en cuándo debes comer. No hay otro programa de dieta que sea más simple o conveniente que este.

Eficaz

Sin lugar a dudas, el ayuno intermitente es muy efectivo. Es por eso que muchas personas están interesadas en aprender más sobre este programa de dieta. Si deseas perder peso y estar más saludable, nunca te equivocarás con el ayuno intermitente.

Se siente bien

Después de un período de ayuno, tu estómago ya se sentirá más limpio. Una vez que comiences a experimentar los beneficios del ayuno intermitente, seguirás motivado. Este es el primer paso para llevar una vida más feliz y más cómoda.

Bueno para la piel

El ayuno intermitente también es bueno para la piel. Promueve la reparación celular y mejora el desequilibrio hormonal. El ayuno intermitente puede embellecer tu piel naturalmente. Si sufres de problemas de la piel, como granos o acné, el ayuno intermitente puede mejorar significativamente la salud de la piel.

Longevidad

Ahora se sabe que el ayuno intermitente promueve la longevidad. Se ha comprobado utilizando muchos estudios y experimentos. Entonces, si quieres disfrutar de una vida más larga, esta es otra razón para probar el ayuno intermitente.

Hay muchos otros beneficios del ayuno intermitente. Incluso hoy, los científicos están haciendo todo lo posible para desentrañar todos los misterios de esta dieta en particular. No hay duda de que este programa de dieta puede súper cargartu cuerpo y tu vida. Sin mencionar que también puede hacer que te sientas más seguro, ayudándote a tener éxito en la vida.

¿Cualquiera puede hacer ayuno intermitente?

Cabe señalar que, aunque el ayuno intermitente se considera una opción de dieta muy saludable, no es para todos. Si estás embarazada, sufres de trastornos de la alimentación o de algún tipo de enfermedad grave, debes consultar al médico.

Existen opiniones contradictorias sobre si una persona puede realizar un ayuno intermitente durante el embarazo. Hay un estudio que sugiere que las mujeres embarazadas no deben practicar el IF, ya que necesitan más energía para su bebé en desarrollo. Sin embargo, otro estudio sugiere que el IF puede ser practicado incluso por mujeres embarazadas, siempre que coman de manera saludable y reciban suficiente nutrición durante la ventana de ingesta de alimentos.

Sin embargo, recomendamos encarecidamente a las mujeres embarazadas, que busquen una forma alternativa de perder peso. Una mejor manera sería cambiar a IF después del parto, para ayudar a eliminar esas grasas obstinadasdel vientre.

Si tienes un trastorno alimentario, entonces, definitivamente, IF no es para ti. Esto se debe a que necesitarás tanta nutrición como puedas. Lo mismo se aplica si padeces malnutrición.

Aunque el ayuno intermitente es bueno para quienes tienen diabetes y otras enfermedades graves, debe sopesar todos los riesgos antes de seguir esta dieta. Si padece una enfermedad grave, se recomienda que consultes con un médico antes de realizar cualquier tipo de ayuno intermitente.

Sin embargo, en general, es seguro practicar el ayuno intermitente, especialmente si no padeces ninguna enfermedad grave. Es por eso que tantas personas ahora están cambiando a esta dieta. Con todos los maravillosos beneficios que ofrece el IF, definitivamente vale la pena intentarlo.

¿Es seguro hacer ejercicio?

Hay muchas personas que se preguntan si es seguro hacer ejercicio durante un ayuno intermitente. Y la respuesta es sí, es perfectamente seguro. Después de todo, SI no te desanimas a comer ciertos alimentos, esto te enfoca en proporcionarle al tu cuerpo una nutrición óptima. De esta manera, el ayuno intermitente promueve una vida más saludable y más activa. No te preocupes; no te desmayarás. Si levantas pesas, asegúrate de que el peso de estas no sea demasiado en comparación a la fuerza de tu cuerpo.

Incluso si no estás siguiendo una dieta de IF, es posible desmayarse cuando levantas algo que sea demasiado pesado para ti. Sin embargo, ya sea que elijas o no participar en ejercicios extenuantes, el ayuno intermitente es definitivamente seguro y bueno para ti. De hecho, hay muchos atletas y entusiastas de los deportes que entrenan siguiendo un estilo de vida de FI.

Los mitos

El ayuno intermitente también está rodeado de muchos mitos. Antes de comenzar una dieta completa de IF, es importante que conozcas la verdad detrás de estos mitos. Esto te dará una mejor comprensión de lo que realmente significa el ayuno intermitente. Echemos un vistazo a ellos, uno por uno:

El ayuno intermitente te debilitará.

Bien, este es un error común acerca del ayuno intermitente. Es natural experimentar alguna debilidad física durante los primeros días. Esto suele ocurrir cuando estás en una dieta baja en calorías y los efectos son solo temporales. Cuando tu cuerpo finalmente se acostumbre a la dieta, comenzarás a disfrutar de los beneficios que ofrece, lo que incluye un estilo de vida más activo.

Es peligroso.

Otro mito común acerca de la IF es que es arriesgado y peligroso para tu salud. Como ya sabes, el ayuno intermitente está diseñado para promover la buena salud. Incluso puede curar una gran cantidad de enfermedades. Solo puede volverse peligroso si no lo aplicas correctamente y privas a tu cuerpo de nutrientes esenciales durante un largo período de tiempo. Dada la naturaleza y los beneficios del ayuno intermitente, es seguro decir que más del 95% de las personas pueden participar de manera segura en esta dieta, sin tener que preocuparse por ningún efecto secundario importante.

Puede causar desnutrición.

La desnutrición ocurre cuando no alimentas a tu cuerpo con nutrientes esenciales, por lo tanto, puede ocurrir con cualquier tipo de dieta. El IF anima a la gente a comer alimentos saludables durante la ventana de alimentación y obtener una nutrición óptima. Si bien no necesariamente especifica qué alimentos se debes comer, la dieta te alienta a optar por un estilo de vida saludable. Mientras no prives a tu cuerpo de nutrientes esenciales, no deberías preocuparte por estar malnutrido. De hecho, probablemente te sorprenderás al descubrirlo, pero los seres humanos no tienen que comer mucho para sobrevivir y estar saludables. Pero, por supuesto, esto también es relativo a tu estilo de vida.

Es insoportable.

Si no estás acostumbrado al ayuno, puede que te resulte bastante insoportable al principio. Sin embargo, cuanto más lo practiques, más se adaptará tu cuerpo a él. Muy pronto, incluso encontrarás que ayunar durante un día entero es fácil. Simplemente tienes que mantenerte fuerte y seguir intentándolo.

Todavía es un programa de dieta nuevo y no probado.

Aunque el término ayuno intermitente emergió recientemente, debe notarse que los humanos han practicado el ayuno intermitente durante siglos. Por ejemplo, en la antigüedad, nuestros ancestros tenían que ayunar debido a la escasez de alimentos. Otras razones normalmente involucran costumbres y tradiciones religiosas.

Sin embargo, a medida que pasaba el tiempo, las personas comenzaron a aprender más sobre el ayuno intermitente, y cómo ahora se practica de manera deliberada para ganar buena salud y perder peso para mejorar su apariencia. También es erróneo decir que el ayuno intermitente es algo que nunca se ha probado. Aunque puede ser nuevo en el sentido de que el término "ayuno intermitente" se desarrolló recientemente, ahora tiene muchos seguidores.

Varias personas de diferentes partes del mundo lo han probado en innumerables ocasiones y recomiendan los maravillosos efectos y beneficios de esta dieta.

¿Es para ti?

Entonces, ¿crees que el ayuno intermitente es para ti? Si es así, entonces sábete que este es, de hecho, un maravilloso programa de dieta que puede traer un cambio positivo a tu vida. Imagínate llevar una vida más sana gracias a esta dieta.

Sin embargo, la mejor manera de descubrir y apreciar el valor del ayuno intermitente, es probarlo. Para cuando termines de leer este libro, estarás listo para comenzar rápidamente. Esto es algo de lo que deberías estar contento, ya que es un paso muy importante para una vida más saludable y feliz. Después de todo, estar saludable no es una opción, es una obligación que tienes con tu cuerpo.

Comprende que, al estar saludable, puedes disfrutar de una vida mejor.

Capítulo 2
Los desafíos y cómo superarlos

Al igual que cualquier cosa que valga la pena iniciar, puedes esperar que haya algunos desafíos en el camino. Esto también es cierto para el ayuno intermitente. Especialmente si estás comenzando, es posible que algunos de estos desafíos sean difíciles de superar. Sin embargo, no te preocupes; todo lo que necesitas es aprender el enfoque correcto y superar con éxito todos los obstáculos que puedas encontrar tu camino. Para ayudarte a prepararte aún mejor, permítenos hablar sobre ciertos obstáculos que probablemente enfrentarás:

Hambre

El hambre es el desafío más común al que te enfrentarás, y también puedes considerar que este es uno de los desafíos más difíciles, especialmente si no estás acostumbrado a permanecer hambriento durante un período prolongado de tiempo. Seguramente te encontrarás con hambre al principio. Dado que la parte más importante del ayuno intermitente es no comer durante un período de tiempo determinado, esto es algo que deberás superar.

Entonces, ¿cómo lidiar con el hambre? ¿Cómo puedes mantenerte fiel a la dieta cuando tu estómago pide comida? Bueno, hay técnicas simples que puedes hacer para superar este difícil desafío. Primero, debes darte cuenta de que no necesitas comer, al menos no todavía.

El hambre que sientes solo indica que tu cuerpo ahora está tratando de adaptarse a tu nueva dieta, que es el ayuno intermitente. Esto es realmente una buena señal, ya que significa que estás progresando. En segundo lugar, querrás beber agua. Como la mayoría de las personas están acostumbradas a comer mucho, a menudo confunden el hambre con la sed.

Muchos de estas punzadas de hambre son simplemente señales que te recuerdan que bebas agua, así que tómala. Además, el agua puede ayudarte a sentirte saciado.

Incluso cuando estás realmente hambriento, beber agua puede ayudarte a sentirte satisfecho. Sin mencionar, que el agua es el mejor agente de limpieza. Cuando bebes agua, no solo hidratastu cuerpo, sino que también eliminas las toxinas y sustancias nocivas de tu cuerpo.

Otra forma efectiva de lidiar con el hambre es enfocándote en otra cosa. Cuando tengas hambre y no puedas pensar en algo más, empeorarás las cosas. Entonces, en lugar de perder tu tiempo sintiendo hambre, ocúpate en otra cosa y deja de pensar. Todo está en la mente. Si no te concentras en ella, entonces el hambre no te molestará tanto.

Otra cosa que puedes hacer es considerar las consecuencias de ceder a tu hambre. No podrás continuar el ayuno intermitente, y volverás a tu antigua forma de vida poco saludable. Piensa en lo que eso le haría a tu cuerpo. ¿Es esto realmente lo que quieres?

Tienes que recordar que las cosas buenas no son fáciles. Simplemente debes darle tiempo a tu cuerpo para que se adapte a tu nueva y saludable dieta. Si le dedicas más tiempo y eres lo suficientemente paciente, entonces podrás controlar todas las punzadas de hambre que sientas. Otra forma de lidiar con la sensación de hambre es simplemente dormir. Las punzadas del hambre van y vienen.

No son permanentes, a menos que continúes prestándoles tu concentración y atención. Una vez más, todo está en la mente. Por último, pero no menos importante, cuando todo lo demás falla, simplemente debes ejercer tu fuerza de voluntad. Este es un buen momento para recordar,en primer lugar por qué comenzaste el ayuno intermitente. Piensa que deseas alcanzar tus metas y objetivos. Todo esto está en tu poder. Sin embargo, no podrás tener éxito si cedes al hambre. Entonces, mantente fuerte mientras esperas a que tu cuerpo se adapte.

Cambios de humor

Los cambios de humor son muy comunes cuando se está ayunando. Esto es típicamente debido al hambre. Es posible que te irrites o frustres con mucha facilidad durante el ayuno. Por lo tanto, se te alienta a hacer cosas que disfrutes y simplemente ser feliz. También querrás tomar control de tus niveles de estrés. Cuando estás ayunando, es más fácil estresarte, así que trata de mantener la calma todo lo que puedas. Si encuentras que los cambios de humor son difíciles de controlar, es posible que desees mantenerte alejado de las personas y pasar un tiempo a solas.

Dolor de cabeza

Al principio, cuando no estás acostumbrado al ayuno, puedes sufrir dolores de cabeza leves. No te preocupes; esto es normal y desaparecerá por sí solo. Cuanta menos atención le prestes, más rápido pasará. La mejor manera de lidiar con este tipo de dolor de cabeza es simplemente relajándote en la cama. También puedes intentar simplemente dormir.

Pérdida de peso inconsistente

Si deseas probar el ayuno intermitente con el fin de perder peso, entonces sábete que el IF es realmente muy efectivo. Sin embargo, puedes notar que la pérdida de peso puede volverse inconsistente con el tiempo. Por ejemplo, puedes perder 3 kilos en unos pocos días, solo para notar que después de eso solo has perdido un kilo. Sin embargo, no te preocupes cuando esto suceda. Nuevamente, es solo la forma en que tu cuerpo intenta adaptarse a la dieta. También debes considerar la calidad de los alimentos que comes durante tu ventana de alimentación. Todas estas cosas tienen un efecto en el resultado de tu ayuno.

Es difícil

Si bien hay personas a las que les resulta fácil adaptarse a la dieta de IF, también hay muchas que les cuesta mucho cambiar a un ayuno intermitente. El ayuno intermitente puede ser difícil durante los primeros días, especialmente cuando tu cuerpo no está acostumbrado a permanecer con hambre. De hecho, adaptarse a una nueva dieta puede ser bastante difícil y molesto. Cuando esto sucede, lo mejor que puedes hacer es mantenerte fuerte y ser paciente, mientras esperas a que tu cuerpo finalmente se ajuste y se acostumbre a ello. Gracias a nuestra capacidad natural de adaptación, tu cuerpo eventualmente encontrará un ayuno intermitente fácil y natural. Sin embargo, antes de poder alcanzar este nivel, primero debes enfrentarte a ciertos desafíos y esperar a que tu cuerpo simplemente se acostumbre.

Menos comidas

Por supuesto, un efecto común de estar en un estado de ayuno es que tendrás que tomar menos comidas. Esto significa que cuando salgas a socializar, es posible que tengas que omitir las comidas por completo. Ver a tus amigos comer pizza mientras estás ayunando definitivamente puede hacer mella en tu paciencia. De hecho, tal situación puede ser casi insoportable.

Bueno, por suerte, el ayuno intermitente no es una dieta estricta. Eres libre de hacer trampa si quieres. Ahora, unas palabras sobre el día del engaño: asegúrate de hacerlo con moderación. Si te das demasiados días, no podrás experimentar los grandes beneficios del ayuno intermitente.

Otra cosa que puedes hacer, y este es el enfoque sugerido, es programar tu ventana de comidas para que coincida con tus reuniones sociales. De esta manera, puedes ser libre de comer todo lo que quieras en ese momento. Por supuesto, la mejor manera es seguir siendo lo suficientemente disciplinado como para poder resistirtea la comida, incluso cuando se sirve frente a ti, pero no necesariamente tienes que enfrentarte a esa situación.

Cuando comienzas a adaptarte al ayuno intermitente, podría haber situaciones en las que tendrás que decir no, a la comida que está sobre la mesa. No te preocupes, cuanto más te acostumbres al IF y aprecies sus beneficios, más fácil te resultará controlar los antojos de alimentos.

Tendencia a darse un atracón

Ya que solo puedes comer a una determinada hora, es posible que sientas la necesidad de comer en exceso pizza y papas con queso, junto con otros alimentos poco saludables. Ahora, debes tener en cuenta que, aunque el ayuno intermitente no tiene restricciones sobre lo que debes comer, se recomienda enfáticamente que uses ese tiempo para nutrir tu cuerpo con alimentos saludables, como verduras y frutas.

Esto es importante, especialmente si tu razón para seguir una dieta de IF es llevar un estilo de vida más saludable. Aquí, debes comprender que esto requeriría la elección de alimentos saludables. Es posible que puedas eliminar el exceso de grasas y seguir siendo poco saludable. Debes asegurarte de nutrir tu cuerpo con los nutrientes adecuados y mantenerte alejado de los alimentos poco saludables.

Por supuesto, puedes esperar enfrentar otros desafíos, ya que el hambre es el más difícil de abordar. Esto se debe a que el hambre es algo que se siente y no se puede controlar. Tu principal desafío es superar la tentación y evitar comer de manera poco saludable.

Esto, por supuesto, no es fácil. Esta es exactamente la razón por la que hay personas que quieren estar saludables, pero que luego no cumplen con la dieta de IF. No hay una receta secreta para esto, excepto que debes mantenerte fuerte y seguir practicando. Si fallas y cedes a la tentación de comer, entonces inténtalo de nuevo. Solo asegúrate de aprender de tu error para evitar cometerlo nuevamente en el futuro. En pocas palabras, solo tienes que mantenerte fuerte y seguir intentando.

Debes darte cuenta de que estos desafíos, cualesquiera que sean, son parte del viaje hacia una dieta de IF. No debes tener miedo de superar estos obstáculos. De hecho, estos desafíos solo significan que estás siguiendo la dieta correctamente. Ten en cuenta que cada montaña lleva sus propios obstáculos. Si no hay desafíos que enfrentar, es probable que no estés progresando. Por lo tanto, en lugar de ver estos desafíos como algo malo, considéralos como lo esencial para vivir una vida saludable. En esencia, te estánguiando sobre qué hacer para estar sano.

Sin estos desafíos, sería imposible para ti obtener algo bueno. Entonces, enfrenta los desafíos con un espíritu positivo. Cuando se trata de tener éxito con tu dieta, tu estado de ánimo es importante. Por lo tanto, debes adoptar una mentalidad positiva.

Estos Desafíos Son Buenos Para Ti

También vale la pena señalar que, experimentar estos desafíos es realmente bueno y benéfico para ti. Estos síntomas son indicadores de que tu cuerpo ahora se está curando a sí mismo. Por ejemplo, la razón por la que las personas que están en ayunas tienden a tener cambios de humor terribles, es porque su cuerpo necesita ser limpiado de la negatividad, especialmente de las impurezas.

Las sustancias negativas comienzan a salir a la superficie y se limpian. Entonces, solo tienes que mantenerte fuerte y permitir que tu cuerpo haga toda la limpieza. Por lo tanto, no consideres estos desafíos como algo malo, ya que son esenciales para el proceso de curación. Como dice el dicho:

"Sin dolor, no hay ganancia". Solo tienes que aguantarte y definitivamente prontoestarás agradecido por ello.

Cuando llegues a tu ventana de alimentación, te alegrarás de no haber interrumpido tu ayuno, incluso cuando estuviste tentado a hacerlo. Te sentirás más limpio, puro y energizado. Esta es la recompensa por seguir la dieta de IF, a pesar de los desafíos.

Capítulo 3
Tipos de ayuno intermitente

Hay diferentes maneras de intentar el ayuno intermitente. Esto hace que la dieta sea más fácil de seguir. Y te prometemos que no te aburrirá, ya que es lo suficientemente flexible como para adaptarse a cualquier tipo de estilo de vida. Veamos ahora las diferentes formas de comenzar el ayuno intermitente:

16/8

El ciclo de ayuno de 16/8 es probablemente el ciclo de ayuno intermitente más utilizado. Lo que significa es que ayunarás durante 16 horas consecutivas, y luego tendrás una ventana de 8 horas para comer. Ten en cuenta que tu período de ayuno también incluye las horas que pasas durmiendo. Bien, esto puede parecer muy simple. Solo necesitas ayunar durante 16 horas y luego tienes un período de 8 horas para comer. No hace falta decir que no tienes que comer durante 8 horas seguidas. Esto sólo significa que, dentro de ese plazo de 8 horas, puedes comer lo que quieras. Sin embargo, ten en cuenta que, para obtener el mayor beneficio del ayuno intermitente, te recomendamos que elijas alimentos sanos.

Bien, echemos un vistazo más de cerca a este modelo de ayuno intermitente. Entonces, vas a ayunar por 16 horas. Si bien esto puede parecer simple, en realidad puede ser difícil de seguir, especialmente cuando es tu primera vez. La mayoría de las personas están acostumbradas a comer al menos 3 comidas al día. Sin mencionar que podrían ser tres comidas grandes, dependiendo de lo saludable que seas.

También hay muchos que luchan por saltearse una sola comida, por ejemplo, la cena. Si ayunas durante 16 horas, es como perderte dos comidas. Como puedes ver, esto puede ser bastante desafiante. Pero no te preocupes; una vez más, una vez que tu cuerpo pueda ajustarse a él, será muy fácil para ti hacer este ciclo de 16/8.

De acuerdo, entonces, ¿cómo puedes

hacer con éxito esta dieta? En lugar de comenzar el desafío con 16 horas de ayuno, comienza con la parte fácil: la ventana para comer de 8 horas. Si estás empezando, es posible que desees hacer un buen uso de estas 8 horas.

Antes de que termine la octava hora, come algo saludable que también te mantenga satisfecho, por ejemplo, la avena. Las frutas y verduras también son excelentes opciones de comida. Si tienes algunos antojos de alimentos, es mejor comerlos antes de que finalice la octava hora. Esto te permitirá enfocarte completamente en tu ayuno.

Puedes esperar que las primeras horas del ayuno de 16 horas sean muy fáciles. Después de todo, acabas de comer, por lo que no experimentarás hambre o antojo por el momento. Sin embargo, puedes esperar sentir hambre una vez que hayan pasado algunas horas, junto con la tentación de comer. En este punto, es posible que desees renunciar a permitir que estos desafíos te desanimen a continuar tu ayuno.

Sin embargo, este es también el momento para que permanezcas fuerte y demuestrestu determinación. Ya has sido informado sobre esto de antemano, así que no permitas que estos obstáculos te tomen por sorpresa. Solo bebe un vaso de agua e ignora la tentación de comer. Recuerda que debes durar hasta 16 horas sin comer. Solo tienes que mantenerte fuerte y disciplinado para seguir tu dieta.

Mientras tengas hambre, es posible que deseesque pase el tiempo rápidamente para que puedas comer nuevamente. Sin embargo, es mejor que no permitas que estos pensamientos te controlen y desvíes tu atención a otra parte. En cambio, entretente con otras cosas. Otra excelente opción es tomar una siesta. Dormir no solo hace volar el tiempo, sino que también es una forma efectiva de suprimir los antojos.

Solo recuerda: no importa lo que pase, resiste la tentación de comer. Por supuesto, si te encuentras temblando o sintiéndote completamente mal, entonces, por supuesto, come algo saludable. Sin embargo, es poco probable que estos eventos ocurran en un ciclo de ayuno intermitente de 16/8. De hecho, un ciclo de 16/8 es muy seguro, por lo que no hay nada de qué preocuparse.

También es bueno recordar que solo necesitas esperar a que tu cuerpo se adapte. Cuanto más tiempo lo dediques, más fácil te resultará. Si haces esto el tiempo suficiente, ya no tendrás ningún problema con ello. Simplemente toma tiempo para que el cuerpo se adapte a tu nueva dieta saludable. Entonces, solo piensa en los beneficios de esta para mantenerte paciente y tranquilo.

23/1

El ciclo de ayuno intermitente 23/1 es un paso más alto que el ciclo anterior. Esto significa que usted ayunará por 23 horas y tendrá una ventana de comida de 1 hora. Una vez que te acostumbras al ciclo 16/8, puedes cambiar a un horario de ayuno intermitente de 23/1. Tu puede decidir programar el período de alimentación, siempre que te sientas cómodo. Lo importante es asegurarte de ayunar durante 23 horas consecutivas. Nuevamente, tu tiempo de sueño también se incluye en tu período de ayuno, así que aprovéchalo.

Si recién estás comenzando, puedes sentirte tentado a probar este desafío 23/1 de inmediato, pero probablemente lo pasarás mal con él, a menos que ya estés acostumbrado a no comer durante un período prolongado. Desafortunadamente, solo unas pocas personas están acostumbradas al ayuno, por lo que es probable que tengas dificultades para sobrevivir un ayuno de 23 horas la primera vez.

Recuerda estar preparado porque esto definitivamente es mucho más desafiante que el ciclo 16/8. Si deseas aumentar tu ritmo gradualmente, que también es el método sugerido, es posible que desees comenzar con el ciclo 16/8 durante aproximadamente 2 semanas. Una vez que te acostumbras a él, puedes cambiar al ciclo 23/1. No te preocupes; si crees que esto es demasiado avanzado para ti, siempre puedes volver al ciclo 16/8 cuando lo desees.

Ahora, solo porque ya estás acostumbrado al ciclo 16/8, no significa que solo encontrarás una pequeña dificultad con el ciclo 23/1. Hay una gran diferencia entre el ayuno durante 23 horas y solo 16 horas. Con el ciclo 16/8, puedes tomar varias comidas o bocadillos en 8 horas; pero con el ciclo 23/1, lo más probable es que solo tengas una comida, después de lo cual tendrás que volver al ayuno. De hecho, el 23/1 te tomará un poco de preparación y acostumbrarte. Sin embargo, es posible y puedes hacerlo siempre y cuando le des a esta dieta la preparación y el compromiso adecuados que requiere.

Para cuando termines el ciclo 23/1, ya debes haber aceptado el ayuno como una parte natural de tu vida. Una razón común por la que muchas personas no pueden ayunar es que les resulta difícil lidiar con las verdades sobre el ayuno. En lugar de tratar de mantenerse motivados, siguen pensando en la comida y más comida. Están haciendo los desafíos más difíciles de lo que realmente son.

De hecho, tener la mentalidad correcta es importante, y una parte esencial de esta mentalidad es aceptar el ayuno como una forma de vida. Si no aceptas esta verdad, lo más probable es que te resulte difícil superar esas punzadas de hambre.

Entonces, en lugar de sentir pena por ti mismo, recuerda los maravillosos beneficios del ayuno intermitente.

Comer-Dejar de Comer

Esta es otra dieta que puede ser utilizada por los principiantes. A algunas personas no les gusta la idea de comer y ayunar el mismo día. Entonces, si tú también te sientes de esta manera, puedes usar este ciclo de ayuno en lugar del ciclo de ayuno intermitente 16/8. Cuando usas este método, simplemente tienes que ayunar una o dos veces por semana. Debes ayunar por lo menos 24 horas cada vez.

Por lo tanto, tendrás que pasar un día entero sin comer nada. No te preocupes, ya que solo tendrás que hacer esto dos veces por semana.

Esta es una buena manera de prepararte

para el verdadero viaje de ayuno intermitente que tienes por delante. Aunque esto también se considera como un ayuno intermitente, no es una dieta completa, ya que puedes atracarte fácilmente cinco veces a la semana, lo que puede arruinar todos tus esfuerzos de ayuno, si no tienes suficiente cuidado.

Aun así, este es un buen método de ayuno para principiantes, para prepararte para una dieta IF más seria y personal. Ya que puedes comer cinco días a la semana, se recomienda encarecidamente que elijas alimentos saludables. Recuerda que los beneficios del ayuno se pueden arruinar fácilmente al comer alimentos poco saludables

Este método de ayuno puede ser desarrollado aún más. Una vez que te acostumbras, puedes aumentar la cantidad de días de ayuno. En lugar de ayunar solo dos veces por semana, puedes ayunar tres o incluso cuatro veces a la semana. Esto dependerá de cómo tu cuerpo se adapte a la dieta. No olvidesalimentartu cuerpo con alimentos nutritivos durante los días detu ventana de alimentación.

Día alterno

Como su nombre lo indica, el ayuno en días alternos es cuando se ayuna alternativamente. Por ejemplo, si ayunas un domingo, comerás el lunes. Luego tendrás que volver a ayunar el martes, con una ventana de alimentacióndel miércoles, luego ayunar el jueves, y así sucesivamente. Este es otro ciclo saludable y poderoso que puedes hacer. Este también es un buen ciclo para usar cuando no te gusta estar al tanto de las horas de ayuno. Al utilizar el ayuno en días alternos, todo lo que debes hacer es ayunar hoy y comer mañana, luego volver a ayunar, luego comer, y así sucesivamente. Es muy fácil llevarlo.

Debes tener en cuenta que tienes que elegir alimentos saludables a lo largo de esta dieta. Ahora, podrías pensar que el ayuno alternativo es simple y fácil de hacer. Sin embargo, en realidad es más desafiante de lo que parece. Si lo haces solo por uno o dos días, es posible que no tengas ningún problema con ello. Pero, una vez que lo haces por períodos de tiempo más largos, puede que te resulte increíblemente desafiante.

Habrá ocasiones en las que querrás extender el período de alimentación. Esto es cierto, especialmente cuando te deleitas con mucha comida durante los días de tu ventana de alimentación. Por lo tanto, se te aconseja que no te atraques, incluso durante los días en que puedes comer. Tienes que entrenar a tu cuerpo para estar satisfecho con poca comida y alimentos saludables.

El ayuno en días alternos es uno de los mejores ciclos de ayuno intermitente que hay. Esto es definitivamente algo que querrás probar y dominar. Nuevamente, solo será difícil al principio. Una vez que tu cuerpo se acostumbre a él, será mucho más fácil. Solo tienes que seguir practicando.

Si quieres ir un paso más allá, puedes extender tu ayuno. Por ejemplo, si comienzas a ayunar hoy, puedes terminar el ayuno mañana a última hora de la tarde.

El punto clave a recordar aquí es que cuanto más tiempo ayunes, mejor será para tu cuerpo. Por lo tanto, eres libre de extender el período de ayuno cuando puedas.

La Dieta del Guerrero

Este método es otro de los favoritos entre las personas que practican el ayuno intermitente. Cuando estás en una dieta de guerrero, haces un ayuno durante el día y luego comes por la noche. Al hacerlo, tendrás suficiente energía para recargarte para otro período de ayuno a la mañana siguiente. Este también es un buen ciclo, y hay personas que disfrutan de este método, pero ten cuidado de no atracarte demasiado cada noche.

Si alguna vez tienes ganas de renunciar a tu dieta durante el día, simplemente puede pensar con anticipación e imaginar la maravillosa velada que tienes por delante. Esta sería una razón suficiente para mantenerte fuerte y soportar tu programa de dieta.

Además, dado que repondrás tu cuerpo

con alimentos todas las noches, podrás realizar un entrenamiento intenso durante el día. Y como estarás recargando tu sistema todas las noches, puedes esperar tener suficiente energía para ayunar al día siguiente.

Si no restringes el café de tu dieta, entonces puedes tomar café por la mañana para darte esa sensación de "plenitud". Por lo tanto, el único desafío que debes superar es sobrevivir a los antojos de la tarde. Con esta dieta, siempre hay algo bueno que esperar cada día.

Otro beneficio de este ciclo es que siempre puedes comenzar de nuevo al día siguiente. Como comerás todas las noches, podrás pensar y reflexionar con mayor claridad. Esto te permitirá estar más motivado y enfrentar otro día, y esto sucede todos los días (24 horas).

Ciclo 5: 2

La dieta 5:2 también se conoce como *TheFastDiet (La Dieta Rápida)*. Según esta dieta, puedes comer normalmente durante cinco días, pero luego debe dedicar dos días de la semana para el ayuno. Sin embargo, no sería un ayuno estricto. Durante los dos días de ayuno mencionados, aún puedes consumir hasta 500-600 calorías. Tampoco tienes que ayunar por dos días consecutivos. Si lo deseas, puedes extender esos dos días,pasando el fin de semana, como el lunes y el jueves. Esta es una cuestión de preferencia personal

Esta es en realidad una dieta muy simple y solo es ideal para principiantes. Sin embargo, si no haces ejercicio y eliges alimentos sanos, especialmente durante los 5 días normales, no podrás experimentar los beneficios reales del ayuno intermitente. Sin embargo, debido a esta razón, hay personas que no consideran esto como un verdadero ayuno intermitente. Sin embargo, debe tenerse en cuenta que este es un excelente ciclo de ayuno para principiantes, que puedes utilizar. Sin embargo, no te limites a este ciclo por mucho tiempo. Una vez que comiences a sentirte cómodo, puedes cambiar a otro ciclo más efectivo inmediatamente.

Feast-FastModel (Modelo Festíny Ayuno)

Otro modelo de ciclo intermitente se conoce como el *Feast-FastModel* (Modelo Ayuno y Festín). Como su nombre lo indica, se trata deciclos entre períodos de ayuno y festín. Ten en cuenta, sin embargo, que el período de ayuno debe ser más largo que el período festín. Aunque se conoce como "festín" en el sentido de que se puedescomer todo lo que quieras y cualquier cosa que te guste, no se recomienda el abuso de ello. La regla es que cuanto más te deleites con el festín, más tiempo tendrás que ayunar. Aunque también este es un buen modelo de ayuno intermitente, tiene algunos inconvenientes notables.

Por un lado, podría impactar tu sistema digestivo, si te das un festín después de un ayuno. La solución aquí es no comerte el festín de inmediato,sino introducir alimentos a tu cuerpo gradualmente. Otro inconveniente es que puedes hacer que te sientas más hambriento durante las horas de ayuno, ya que estarás entrenando a tu cuerpo a estar muy satisfecho cuando te deleitas con el festín.

También tiene una fuerte tendencia a causar que las personas se vuelvan completamente compulsivas y se desvíen mientras comen, y esto puede ser peor si llenastu estómago con alimentos poco saludables. No significa que este no sea un buen ciclo de IF, pero el punto aquí es que también debes tener cuidado y elegir alimentos sanos cuando te toca el festín.

También vale la pena señalar que no debes darte un festín por más de un día. No hay festinesconsecutivos.

Después de un día de festín, debes ayunar durante más de 24 horas. Esto no significa que necesariamente tengas que ayunar durante 2 días. Si lo deseas, puedes simplemente ayunar durante 35 horas aproximadamente. Lo importante es dedicar más tiempo al ayuno que a comer. Puede resultarte útil pensar en términos de horas que de días.

Por último, pero no menos importante,

este tipo de ciclo podría no funcionar para todos. Hay personas que podrían terminar con un malestar estomacal con este ciclo. Para saber si esto es para ti, tendrás que probarlo y verlo por ti mismo. Recuerda tomarlo con calma en tu primer intento y no te deleites demasiado con los festines.

Espontáneo

Como lo indica el término, esta dieta te permite ayunar en cualquier momento que desees y de la misma manera, romper el ayuno en el momento que quieras. Bien, esto puede parecer el mejor y más rápido que existe, pero ten en cuenta que este método es tan efectivo como el esfuerzo y la dedicación que le brindes. Si te lo tomas con calma, podrías terminar sin poder ayunar durante una buena cantidad de tiempo. Sin embargo, si eres lo suficientemente disciplinado y comprometido, entonces este podría ser el mejor método de ayuno intermitente para ti.

Para los principiantes, se sugiere que comiences con un ciclo que tenga un período de tiempo definido para ayunar y comer. Esto te permitirá tener un objetivo claro. El problema con este método espontáneo es que puedes ceder fácilmente a la tentación y pensar que puedes comenzar de nuevo después de comer.

Lo que ocurre aquí es que, si sigues teniendo este tipo de mentalidad, entonces probablemente no podrás observar la duración correcta del tiempo de ayuno. En otras palabras, es posible que no puedas realizar un ayuno intermitente en absoluto y simplemente ceder a las tentaciones. Por lo tanto, este método espontáneo solo se recomienda para aquellos que ya tienen una buena experiencia con el ayuno intermitente y están verdaderamente comprometidos con él.

Cuando usas este método, necesitas tener la disciplina para presionarte. No puedes rendirte ante la menor tentación de romper el ayuno y comer. Hacerlo no te beneficiará de ninguna manera.

Además, dado que no observarás un ciclo

estricto, se recomienda que observes cuánto tiempo ayunas y cuánto tiempo pasas comiendo. El estado de ayuno no debe ser inferior a 16 horas. Dichas 16 horas deben ser la duración mínima de ayuno. Por lo tanto, si utilizas este método, asegúrate de ayunar durante más de 16 horas.

Haz latuya

Una vez que tengas mucha experiencia con el ayuno intermitente, podrás comprenderlo mucho mejor. Para entonces, incluso podrás hacer tu propio ciclo de ayuno. Lo importante es asegurarte de dar tiempo para el ayuno, que en ningún caso es menos de 16 horas, y luego un tiempo decente para que alimentetu cuerpo con nutrientes esenciales. Por lo tanto, puedes crear otros ciclos, como 20/4, 18/6, o cualquier otro método de ayuno intermitente que más te convenga.

Después de todo, no hay reglas duras y rápidas para el ayuno intermitente, siempre y cuando tengas suficiente tiempo para ayunar de forma regular. La regularidad es importante; de lo contrario, sería fácil para ti arruinar tu dieta y no ser saludable.

Cuando realicestu propio ciclo o método, también debes considerar cómo reacciona tu cuerpo al ayuno, al mismo tiempo considera tus fortalezas y debilidades. Por ejemplo, hay personas a las que les resulta fácil saltarse el desayuno. En este caso, puedes ayunar durante ese tiempo. Siempre que duermas durante un par de horas, podrás ayunar fácilmente durante 10 horas usando este período de tiempo. Por supuesto, esto dependerá de cómo se comporte tu cuerpo. El punto aquí es utilizar el comportamiento de tu cuerpo para hacer que el ayuno sea más eficaz y eficiente para ti.

¿Qué Puedo Consumir Durante el Período de ayuno?

A diferencia de otros programas de ayuno, el ayuno intermitente puede permitirte consumir bebidas como café, té o incluso jugo fresco, mientras estás en un estado de ayuno. Vale la pena señalar, sin embargo, que esto dependerá de tu preferencia. Algunas personas solo consumen agua mientras ayunan, mientras que otras también consumen bebidas. Solo hay una regla que se debe observar: la bebida debe tener cero calorías, o debe ser una bebida muy baja en calorías.

Esto te pude ayudar a sentirte saciado en lugar de simplemente beber agua. Aun así, si deseas ir un paso más allá y disfrutar de los mejores beneficios del ayuno intermitente, se recomienda que te limites a beber agua limpia y pura cuando estés en ayunas. Una vez más, esto no es una regla estricta. Aún dependerá de tu preferencia personal y decisión.

Cómo romper un ayuno

Bien, entonces has sobrevivido exitosamente al estado de ayuno - ¿Qué sigue? Antes de que rompas tu ayuno, hay algunas cosas que debes saber. No puedes simplemente atracarte y celebrar un ayuno exitoso. No querrás alterar tu estómago al atiborrarlo con mucha comida. En lugar de ello, deberás prepararlo gradualmente. Es bueno romper un ayuno comenzando con algo ligero. Es posible que desees comenzar por comer sopa o algunas verduras. La forma en que rompas tu ayuno también dependerá del tipo de cuerpo que tengas.

Algunas personas tienen malestar estomacal si repentinamente rompen su ayuno, mientras que otras solo necesitan comenzar con algo ligero y no tener problemas después con él. Para estar seguro, siempre comienza con algo ligero y fácil de digerir para tu estómago. El jugo de frutas también es una excelente opción. Si has ayunado por más de 24 horas, entonces definitivamente debes tener más cuidado para no alterar tu estómago. Si no tienes más remedio que comer carne, solo come una pequeña cantidad de ella y asegúrate de masticarla bien antes de tragarla.

La regla es simple: inicia ligero. Evita comer alimentos duros, y no comas demasiado. Sin embargo, también vale la pena señalar que hay personas que no tienen problemas para romper un ayuno con las comidas normales. Después de todo, en el ayuno intermitente, realmente no ayunas durante un largo período. Aunque esto dependería de cuánto tiempo ayunes, así como de cómo reaccione tu cuerpo.

Esto es algo en que podrías querer hacer un poco deensayo y error. Si tu estómago se altera, entonces es solo un mensaje de que debes romper el ayuno con algo más ligero que la comida que acabas de ingerir.

Combina los ciclos

Si sigues el mismo período de ayuno y de comer durante algún tiempo, se puede volver aburrido. Entonces, siéntete libre de combinar los diferentes de períodos cíclicos, si lo deseas. De esta manera, puedes beneficiarte de una variedad y evitar cansartede la dieta IF. Sin embargo, hay personas que están satisfechas con un solo período cíclico.

Por lo tanto, si ya estás satisfecho con tu plan de dieta actual, se libre de seguirlo todo el tiempo que desees. Si quieres algunos cambios, puedes probar otros períodos cíclicos. Se recomienda que desarrollestu programa a lo largo del tiempo. Puedes hacerlo aumentando el tiempo que pasas en ayuno. Cuanto más largo sea tu estado de ayuno, mejor será para tu salud. Por supuesto, asegúrate de recargarte con suficientes nutrientes durante tu ventana de alimentación

En el ayuno

Independientemente del período cíclico que elijas, es importante que aprendas a adoptar el estado de ayuno. Después de todo, una vez que comiences el ayuno intermitente, te encontrarás ayunando por largos períodos de tiempo. Después de algún tiempo, ¿comenzarás a amar la sensación de tener el estómago vacío y limpio? Simplemente te hace sentir limpio y saludable. Cuando sientas hambre (como sucederá), solo piensa en los maravillosos beneficios del ayuno, piensa en cómo tu cuerpo ahora puede curarse a sí mismo.
Cuanto más tiempo permanezcas en ayunas,más te limpiaras. Necesitas

aprender y a apreciar la belleza del ayuno. De lo contrario, todas esas punzadas de hambre aparecerán ante ti como una especie de dificultad y no como buenas señales de que estás siendo sanado. Por supuesto, el ayuno intermitente no es solo para curación. El ayuno también sirve para proteger y evitar enfermedades.

Y, por supuesto, mientras más ayunes, más podrás eliminar esas grasas rebeldes. El ayuno puede ser una experiencia increíble, por lo que muchas personas se enamoran de él. Ahora, tienes que tener cuidado con esto. El ayuno puede crear algún tipo de adicción. Ten cuidado de no ayunar más de lo que necesitas. Recuerda que también es importante que te alimentes con nutrientes esenciales. Sí, también necesitas comer. Hay personas que se vuelven tan adictos al ayuno que no pueden alimentar a su cuerpo con la cantidad correcta de nutrientes. Por lo tanto, asegúrate de comer bien y ayunar correctamente.

Cuando ayunas, el cuerpo disfruta de muchos beneficios para la salud. Puede que la experiencia te resulte muy interesante. Esto es bueno, ya quete puede ayudar a motivarte a ayunar aún más y a mantenerte en tu dieta de ayuno intermitente

También debe quedar claro que el ayuno no se trata de pasar hambre sin comer. El hambre es solo una parte del ayuno, y probablemente también sea la parte negativa. Piensa en el ayuno como un proceso de curación y desintoxicación. Como puedes ver, el ayuno es algo bueno y deseable. No es algo que haces para hacerte sufrir. De hecho, por el contrario, puedes ganar mucho de esto.

Sin embargo, si de repente te encuentras temblando, tiritando, o sintiéndote enfermo, debes interrumpir el ayuno de inmediato. Esto es importante para garantizar la seguridad. No debes presionarte demasiado. No necesitas aprender a ayunar durante un día entero de inmediato. Puedes hacerlo poco a poco hasta que te acostumbres.

De hecho, el poder del ayuno es increíble. Es por ellopor lo que es considerado como un elemento importante en el ayuno intermitente. Depende de ti practicarlo. Después de todo, simplemente leer sobre el ayuno no es suficiente. Para que realmente entiendas y aprecies su valor, debes ponerlo en práctica y experimentarlo por ti mismo.

Vegetarianismo y ayuno intermitente.

Si deseas ir un paso más allá y ser verdaderamente saludable, puedes combinar de manera segura ser vegetariano o vegano con el ayuno intermitente. De esta manera, solo consumirás alimentos saludables durante tu ventana de comer. No es difícil combinar la dieta IF con ser vegetariano o vegano. De hecho, se complementan y promueven la buena salud. De nuevo, no tienes que apresurar las cosas. Si quieres, puedes hacerlo gradualmente.

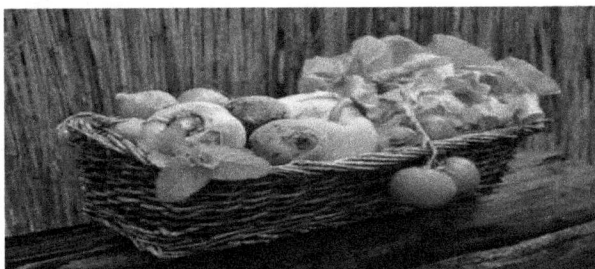

Es bueno centrarse más en comer verduras, especialmente teniendo en cuenta todos los estudios que aconsejan no comer productos de origen animal, que pueden causar inflamación y otras enfermedades. Esta es otra razón por la que debes cambiar a una dieta vegana. También se ha demostrado que una persona puede obtener todas sus necesidades nutricionales solo con verduras y que no hay necesidad de consumir productos de origen animal. Si además estás a favor del bienestar de los animales, entonces es otra buena razón para ser vegano. Comer muchas verduras y el ayuno intermitente es una forma poderosa de estar saludable y sentirte bien con tu cuerpo.

Capítulo 4
Las mejores prácticas

Ahora que conoces los conceptos básicos sobre el ayuno intermitente, es tiempo de que aprendas sobre ciertas técnicas o prácticas que aumentarán tus posibilidades de éxito. Estas son prácticas que debes observar regularmente, ya que pueden marcar la diferencia entre el éxito y el fracaso. No hace falta decir que debes hacer todo lo posible para tener éxito:

Mantente inspirado

Mantente inspirado. Es común que las personas se sientan motivadas en un ayuno intermitente bien desarrollado. Sin embargo, después de algunos días en la dieta, uno puede ser atraído a la tentación, queriendo comer poco sanode nuevo. Cuando esto sucede, es solo cuestión de tiempo antes de que finalmente te rindas y te sometas a la tentación. Perder tu inspiración o motivación puede afectar negativamente tu fuerza de voluntad. Sin una fuerza de voluntad fuerte, es probable que no puedas mantenerte al día con esta dieta durante demasiado tiempo. Por lo tanto, es importante mantener viva tu inspiración y permanecer motivado. Ahora, hay muchas maneras de hacerlo. Por ejemplo, hay muchos videos en YouTube donde las personas comparten sus experiencias sobre el ayuno intermitente

Puedes inspirarte viendo esos videos. También puedes leer otros libros y artículos sobre este tema. Otra cosa que puedes hacer es formar un equipo con un amigo. De esta manera, no tendrías que enfrentar los desafíos solo. Sin embargo, asegúrate de elegir a alguien que esté lo suficientemente comprometido como para seguir la dieta; de lo contrario, podría terminar desanimándote. Por lo tanto, elige a la persona adecuada con la que vas a hacer esto.

Por suerte, en estos días, es muy fácil conectarse con las personas. Hay muchos grupos y foros en línea en los que puedes participar. Esta es una buena manera de conocer nuevas personas que comparten los mismos intereses que tú. Esta es también una buena manera de aprender de los demás. Si lees las publicaciones, de vez en cuando, definitivamente encontrarás algo interesante que puedes aplicar en tu propia dieta. Sin mencionar, esta es también una excelente manera de hacer amigos.

Hay muchas maneras de mantenerte inspirado. Sin embargo, también vale la pena señalar que la inspiración sola no es suficiente. Debes tener una voluntad fuerte y dar pasos positivos hacia adelante para tener éxito. Puede haber momentos en los que no te sentirías inspirado en absoluto, como cuando tienes hambre, pero luego necesitas usar tu fuerza de voluntad para seguir la dieta.

Autocontrol

El autocontrol es muy importante si deseas seguir una dieta saludable. Puedes esperar muchas tentaciones, especialmente cuando tienes hambre durante el período de ayuno. Debes ser lo suficientemente fuerte para superar esas tentaciones y atenerte a tu régimen de dieta. Cuando se trata de autocontrol, la fuerza de voluntad de uno, juega un elemento importante. Tienes que controlar el impulso de abandonar la dieta y comer.

Ahora, vale la pena señalar que tener autocontrol es una habilidad que debe ser perfeccionada. Que suerte para ti, esto también es algo que puedes aprender y desarrollar. Al principio, podrías cometer algunos errores. No te desanimes; sólo sigue intentando. Es importante que aprendas a decir no a tus impulsos, así como a los pensamientos tentadores que aparecen en tu mente. Ya que recién estás comenzando, la tendencia es que te veas atraído a las tentaciones y saques lo mejor de ti. De hecho, si no ejerces el autocontrol, no tendrás éxito.

Cuando ayunas, el autocontrol equivale aldominio de sí mismodonde simplemente tienes que decir que no a los alimentos, incluso cuando estás hambriento y tienes una fuerte necesidad de comer. La buena noticia es que puedes desarrollar esta habilidad con el tiempo. Muy pronto, podrás controlarte sin dificultad. De hecho, es probable que no tengas muchas ganas de comer, especialmente una vez que tu cuerpo se haya ajustado a la dieta IF. Aún así, el autocontrol es muy importante, especialmente al principio, cuando todavía estás tratando de acostumbrarte a la dieta.

Escucha a tu cuerpo

Tienes que aprender a escuchar a tu cuerpo. Ten en cuenta que el ayuno intermitente es natural. Incluso nuestros ancestros lo practicaron, aunque probablemente no usaron el mismo término. No necesitas herramientas o equipos elaborados para hacerlo. De hecho, se trata más de lo que *no estás haciendo* (no comer) que de lo que estás haciendo. Escucha a tu cuerpo. También te dirá cuándo debes tomar un descanso de tu ayuno.

Esto es importante, especialmente si deseas evitar problemas de salud. Por ejemplo, si te sientes enfermo o tu cuerpo esta temblando, entonces esto es indicio de que debescomer algo. Por supuesto, los síntomas comunes del ayuno, como dolor de cabeza, náuseas y otros, pueden ignorarse. Pero, si te cuesta mucho soportarlo, entonces por favor, adelante, interrumpe tu ayuno sin sentir culpa.

Al escuchar tu cuerpo, también podrás identificar tus fortalezas y debilidades. Debes comprender cómo funciona tu cuerpo mientras haces el ayuno intermitente. Desafortunadamente, muchas personas optan por ignorar los indicadores claros que le dicen al cuerpo que disminuya la velocidad. La mayoría de las personas sienten que deben prestar atención a cómo se siente su cuerpo y terminan leyendo numerosos artículos en línea, sin darse cuenta de que cada uno de nosotros somos diferentes el uno del otro. Al centrarte en lo que mejor funciona para ti, pronto te encontrarás en el camino hacia un estilo de vida saludable.

Escribe un diario

Aunque este no es un requisito estricto, muchos expertos aconsejan que también uses un diario. Un diario te permitirá verte desde una perspectiva diferente, desde un punto de vista libre de sesgos. También te permitirá identificar tus fortalezas y debilidades con mayor facilidad. Tus apuntes de diario actuarán como un espejo de ti mismo, por lo que es importante que lo actualices regularmente y sé lo más honesto posible contigo mismo.

Para comenzar a escribir un diario, es posible que desees utilizar el lápiz y el papel clásico, similar a escribir un diario. Sin embargo, si no te gusta escribir, es posible que solo desees utilizar tu computadora. En estos días, encontrarás toneladas de aplicaciones de escritura en tu teléfono móvil. Lo mejor es que la mayoría de estas aplicaciones de escritura se pueden descargar de forma gratuita y se puedan usar como un *journal*. Lo importante aquí es escribir tan regularmente como puedas. Además, debes asegurarte de que tu archivo esté seguro y protegido.

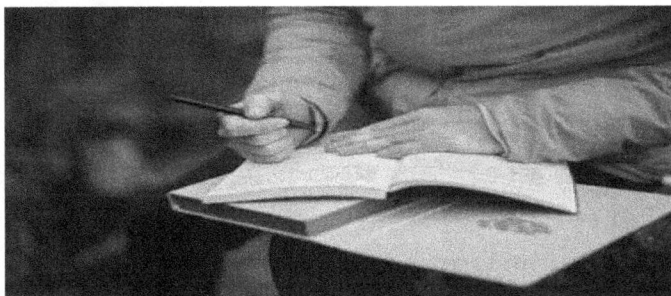

Probablemente no encontrarástu diario muy útil en las primeras semanas, tal vez ni siquiera en el primer mes. Sin embargo, te recomendamos que perseveres y sigas escribiendo. Después de un tiempo, especialmente cuando estás avanzando hacia el progreso, seguramente empezarás a apreciar el valor y la importancia de escribir un diario.

Bien, entonces, ¿qué deberás escribir en tu diario, de todos modos? Bueno, ya que es tu propio diario personal, eres libre de escribir lo que quieras. Puedes escribir tus pensamientos y experiencias. Idealmente, también puedes escribir sobre tus pensamientos, sobre por qué elegiste el ayuno intermitente, en primer lugar.

Esto puede ayudar a darte una sensación de dirección en el futuro, especialmente cuando te sientes tentado a abandonar tu dieta. También debes anotar los errores que podrías cometer en el camino, para evitar repetirlos. Por supuesto, también debes tomar nota de cualquier nuevo conocimiento que puedas obtener en el proceso. En pocas palabras, escribe todo en tu diario que esté relacionado con tu experiencia de ayuno intermitente.

También es importante recordar que un diario no es solo una herramienta para escribir; también es para leer. De hecho, solo la lectura te ayudará a descubrir muchas lecciones interesantes y puntos de reflexión. Encontrarás esto muy cierto cuando comparestus escritos anteriores con los actuales. Por lo tanto, tómate el tiempo para volver a leer tu diario y hacer reflexiones. De hecho, tener un diario puede ser muy útil. Sin embargo, la única forma en que puedes experimentar y apreciar plenamente su importancia es probarlo y verlo por tí mismo.

Aprende de tus errores

Debes aprender de tus errores. Cuando comiencestu dieta por primera vez, es probable que cometas algunos errores en el camino, sin importar qué tan cuidadoso seas. No te desanimes y mantén tu cabeza en alto. Lo importante es que aprendas de tus errores. Tómate el tiempo para detenerte y reflexionar sobre ello y aprende todo lo que puedas. Asegúrate de especificar tu aprendizaje de realización.

Si no puedesconcretarlo, entonces solo significa que no lo has entendido completamente, por lo que necesitas dedicar más tiempo a reflexionar. Depende de ti ver estos errores como obstáculos o peldaños que te ayudarán a convertirte en una mejor persona. Si observas cada error con un espíritu positivo, te darás cuenta de que cada error es en realidad una lección disfrazada.

Ahora, no te desanimes si cometes el mismo error varias veces. Solo significa que necesitas reservar tiempo para reflexionar y trabajar en tus errores. Sé perseverante incluso si te enfrentas a fracasos. De nuevo, no puedes ser derrotado de verdad, a menos que dejes de intentarlo.

Si estás utilizando un diario o *journal*, debes anotar tus errores y escribirlos en algún lugar para evitar cometer los mismos errores nuevamente en el futuro. Aquí es donde tener un diario puede ser útil.

Mientras ayunas, caer en la tentación puede ser tu mayor desafío. Debes tener en cuenta que, aunque esto se considera normal, es un error que debes evitar. Por eso te hemos estado preparando para que te mantengas fuerte desde el principio. Si no logras superar este obstáculo, no podrás disfrutar de los beneficios del ayuno intermitente

Vive saludablemente

Aunque el ayuno intermitente no interfiere mucho con la forma en que vivestu vida, se te recomienda encarecidamente que sigas un estilo de vida saludable. Si deseas estar sano y feliz, entonces comprende que tendrás que hacer más que solo ayunar. Ser saludable es una forma de vida. Por lo tanto, si deseas disfrutar de todos los beneficios que ofrece el ayuno intermitente, también debes vivir una vida saludable.

Por lo tanto, este es un buen momento para dejar de fumar y beber, o al menos aprender a beber con moderación. Si siempre has planeado ir al gimnasio, ahora es el momento para que sudesalgo y levantes pesas, o al menos comenzar a correr o hacer ejercicios de peso corporal. El ejercicio es una forma natural y efectiva de limpiar el cuerpo. También es una buena manera de liberar el estrés y sentirse bien.

Una de las mejores cosas acerca del ayuno intermitente es que una vez que lo experimentes, te animará a llevar un estilo de vida saludable.

No hace falta decir que el ayuno por sí solo no es suficiente para mantenerte saludable, si no dejas de tomar decisiones poco saludables. Una de las principales causas de no ser saludable es el estrés. Cuando sigues una dieta IF, tu cuerpo ya sufrirá estrés cuando ayunes. Se recomienda encarecidamente que bajestus niveles de estrés y practiques la meditación para obtener mayores beneficios.

No necesitas cambiar tu trabajo, pero sí, es posible que desees comenzar a cambiar la forma en que lo manejas, los problemas y el estrés en general. No te preocupes. Una vez que finalmente experimentes la belleza de estar completamente sano, estarás agradecido por hacer todos estos esfuerzos. De hecho, vivir sano es un gran placer por experimentar.

La mentalidad correcta

Como dice el dicho: "Todo está en tu mente". Cuando realizas un ayuno intermitente, debes tener la mentalidad correcta. Si no tienes la mentalidad correcta, probablemente fallarás. Entonces, ¿qué significa tener la mentalidad correcta en realidad? Bueno, necesitas ser fuerte. Si sientes que te rendirás ante la más mínima tentación, entonces definitivamente fracasarás. Necesitas estar comprometido con tu nueva forma de vida. También tienes que ser paciente. Como dice el dicho, "La paciencia es una virtud".

No esperes poder dominar el ayuno intermitente en unos pocos días. Sí, pasarás hambre; sí, estarás tentado a abandonar esta dieta. Y lo que es peor, puede haber ocasiones en las que incluso te arrepientas de haber intentado ayunar intermitentemente, en primer lugar. Sin embargo, si te mantienes fuerte y continúas esperando un poco más, estarás muy agradecido por ello. También debes tener una fuerte voluntad para tener éxito. Por lo tanto, ¿cuáles son tus razones para elegir esta dieta? Puedes anotar esas razones y usarlas para superar tus miedos y obstáculos.

Simplemente teniendo en cuenta estos puntos importantes, automáticamente te sentirás motivado, especialmente en los momentos en que ya tienesdeseos de rendirte. De hecho, teneruna voluntad fuerte, te ayudará a largo plazo.

También debes adoptar una mentalidad positiva. Ten en cuenta que el pensamiento positivo no se trata de fingir que no ves todos los desafíos que podrías enfrentar. Ese es un error común sobre el pensamiento positivo. Más bien, se trata más de enfrentar desafíos y obstáculos con un espíritu positivo. ¿Está el vaso de agua medio lleno o medio vacío? Tienes que decidir. El pensamiento positivo es importante para tu éxito.

Muchas veces, son tus propios pensamientos los que te desafiarán. Necesitas elegir de qué lado estás. La única manera de hacerlo es elegir y decidir ejercer un pensamiento positivo, en lugar de ser mal dirigido por pensamientos de debilidad. Necesitas mantenerte fuerte y perseguir tu objetivo. A pesar de los muchos desafíos, puedes superar cualquier cosa, siempre que te mantengas fuerte y positivo.

No lo pienses mucho

Pensar demasiado es un problema común, especialmente cuando ya tienes hambre. Ten en cuenta que, aunque es bueno mantener un registro de tus pensamientos, no se aconseja pensar demasiado.

Pensar demasiado solo empeorará las cosas. Por ejemplo, cuando experimentas hambre, en lugar de pasar mucho tiempo pensando en ello, solo debesabandonar ese pensamiento por completo y concentrarte en otra cosa. Es por esto que puede ser una gran ventaja aprender a controlar tus pensamientos. Para este propósito, aprender a meditar puede ser muy útil.

Cuando piensas demasiado en un problema o desafío, eventualmente comienzas a alimentarlo y darle energía. Esto hace que el problema parezca más grande o más difícil de lo que realmente es. Si lo piensas bien, el ayuno intermitente es en realidad muy simple y no hay nada que pensar demasiado. Pensar demasiado solo te hará sentir más estresado.

¿Entonces, qué deberás hacer? Bueno, en lugar de perder tu tiempo y duplicar tu sufrimiento, simplemente abandona la idea y trata de relajarte. Si puedes, te haría bien simplemente dormir. Ten en cuenta que cualquier desafío que estés enfrentando es solo temporal. Si puedes ser lo suficientemente paciente y dejar pasar el tiempo, entonces tendrás éxito. Recuerda que el poder del ayuno intermitente reside en su simplicidad.

Practica la meditación

Aprender a meditar puede ser muy útil cuando te involucras en un ayuno intermitente. La práctica de la meditación ha demostrado ser buena para la salud. También es una forma efectiva de reducir el estrés, estar calmado, relajarse y encontrar la paz. Cuando tengas ganas de renunciar a los desafíos del ayuno intermitente, sentarte por 10 minutos en meditación puede ser muy útil para ayudarte a tener éxito.

Entonces, ¿cuál es la forma correcta de meditar? Primero, necesitas aprender lo básico. Necesitas aprender la postura correcta. Puedes meditar mientras estás de pie, sentado, acostado o incluso mientras caminas, dependiendo de la técnica de meditación que estés a punto de usar. Lo importante a tener en cuenta aquí es mantener la columna recta. Según los maestros espirituales, hay centros de energía en el cuerpo conocidos como chacras. Los chacras regulan el flujo de energía en el cuerpo. Así como el cuerpo físico tiene sus órganos vitales, el cuerpo espiritual tiene chacras.

Cada persona tiene 7 chacras principales, y estos chacras están ubicados a lo largo de la columna vertebral. Para asegurar el libre flujo de energía durante la meditación, necesitas mantener tu columna recta.

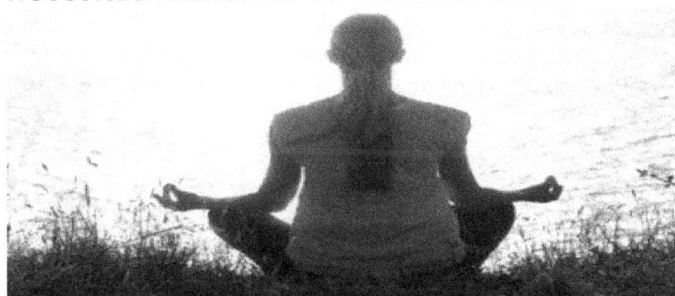

Este libro recomienda que medites usando una posición sentada. Incluso el gran Buda Siddhartha Gautama logró la iluminación mientras meditaba en una posición sentada. Por supuesto, hay otras razones prácticas por las que querrías meditar usando una posición sentada: meditar mientras estás de pie o caminando hace que te concentres en el cuerpo físico, ya que necesitas esforzarte para mantener tu posición, aunque esta postura es buena para evitar quedarte dormido.

Mientras que acostarse para meditar puede ser muy relajante, puede hacer que te quedes dormido fácilmente. Meditar en una posición sentada es una posición excelente, ya que puedes disfrutar de los beneficios de tener una postura relajada, sin preocuparte por quedarte dormido. Es por esto por lo que a muchas personas les encanta meditar en una posición sentada. Si lo deseas, puedes probar estas posturas diferentes y verlo por ti mismo.

Ahora que conoces las posturas correctas, debes comprender que la meditación debe hacerse lo más relajado posible. No debes sentir ninguna presión ni ejercer ningún tipo de presión sobre ti mismo. En lugar de ello, lo que necesitas hacer es simplemente poner toda tu atención y enfocarte en la meditación. Muchas personas se refieren a este punto de enfoque como el mantra. Por último, pero no menos importante, cuando medites, especialmente si estás recién comenzando, definitivamente encontrarás lo que se conoce como la mente de mono.

La mente de mono se refiere al estado

mental en el que tus pensamientos tienden a saltar de una rama a otra como un mono. Aquí es donde tu mente salta de un pensamiento a otro. Durante la meditación, puede resultarte increíblemente difícil desviar toda tu atención a un solo lugar. Pero no te preocupes; solo tienes que seguir practicando. Cuanto más practiques, más podrás controlar tu mente.

Ahora que conoces las pautas importantes sobre la meditación, es hora de proceder a la meditación adecuada. La siguiente técnica de meditación es conocida como *Meditación en la Respiración*. Es una meditación básica, pero también es muy efectiva. Los pasos son los siguientes:

1. *Asume una postura meditativa y relájate.*

2. *Inhala y exhala suavemente por la nariz.*

3. *Ahora, coloca todo tu enfoque en tu respiración.*

4. *Inhala suavemente por la nariz y luego exhala.*

5. *Si surgen pensamientos que distraen la mente, simplemente ignóralos y vuelve a*

prestar atención a tu respiración.

6. Relájate y déjate llevar.

El poder de esta meditación radica en su simplicidad. Si lo haces correctamente, te sorprenderá lo poderoso que es. Te puede dar paz mental y armonía. Cuando tengas ganas de renunciar al ayuno intermitente, puedes sentarte y meditar todo el tiempo que desees y revitalizarte.

Si disfrutas de esta meditación, entonces es posible que desees probar la *CleansingBreathMeditation* (Meditación de Aliento Limpiador). Los pasos son los siguientes:

1. Asume una postura meditativa. Relájate y respira suavemente. Con cada respiración, siéntete cada vez más relajado. Ahora, respira profundo. Mientras exhalas, visualiza que también exhalas toda la negatividad de tu cuerpo. Ve y siente todo el estrés y las energías negativas que exhala tu sistema. Te estás limpiando con cada respiración.

2. Si quieres llevar esta técnica de meditación un paso más allá, puedes visualizar la inhalación de energía positiva.

Piensa en un recuerdo feliz mientras inhalas y absorbes la energía positiva.

3. Cuando estés listo para terminar esta meditación, simplemente piensa en tu cuerpo físico, mueve los dedos de las manos y de los pies, abre lentamente los ojos y afirma: "Estoy limpio".

Esta es una maravillosa técnica de meditación, ya que el ayuno intermitente es también una dieta limpiadora. Mientras realizas el ayuno intermitente, tu cuerpo alcanzará el estado de autofagia por el cual eliminarás las células y sustancias no saludables del cuerpo.

Por supuesto, esto solo es posible cuando no haces atracones y no comes alimentos poco saludables durante tu ventana de comida. Recuerda que el ayuno intermitente no solo consiste en no comer, sino también en elegir alimentos saludables, si quieres experimentar los beneficios completos de esta dieta.

De hecho, cuando estás en un ayuno intermitente, la práctica de la meditación regular puede ser muy útil para ti. La clave para aprender meditación es practicarla regularmente. Se aconseja que lo hagas todos los días.

Toma café, té, o jugo fresco

Muchas personas que practican el ayuno intermitente permiten el consumo de bebidas siempre que tengan cero calorías, o al menos un recuento muy bajo de calorías.

Sin embargo, si deseas experimentar los mejores beneficios de esta dieta, se recomienda que solo consumas agua pura durante tu período de ayuno. Sin embargo, hay muchas personas que beben café, té, e incluso jugo fresco bajo en calorías. Esta es una cuestión de preferencia personal para que tu decidas. El problema con esto es que el café y el té pueden ser ácidos, dependiendo de tu cuerpo.

Hay personas que pueden sufrir de malestar estomacal si toman café o té sin comer alimentos sólidos. Esta es otra razón por la que solo se recomienda beber agua. La ventaja de poder consumir otras bebidas, especialmente el té y el café, es que puede ayudarte a sentirte satisfecho y, por lo tanto, no tendría que lidiar con el hambre. Vale la pena señalar, sin embargo, que cuando se realiza un ayuno intermitente, no tendrás que preocuparte tanto por el hambre, una vez que tu cuerpo se haya ajustado a la dieta.

Práctica continua

Aprender el ayuno intermitente es como aprender una nueva habilidad. Esto significa que incluso aunque conozcas qué pasos tomar, lo más probable es que tengas que probarlo varias veces antes de poder hacerlo bien. Tomemos, por ejemplo, a una persona que quiere aprender a dibujar. Incluso si les das un libro sobre el dibujo, e incluso si lo memoriza, lo más probable es que no pueda hacer una obra maestra de inmediato.

En lugar de ello, tendrán que practicar por un tiempo antes de poder hacerlo bien. Lo mismo es cierto, cuando se trata de aprender el ayuno intermitente. Pero, si tienes una fuerte determinación y fuerza de voluntad, probablemente podrás tener éxito en tu primer intento. La idea aquí es no rendirse y seguir intentándolo. Esta es una buena manera de hacer que tu cuerpo se adapte y aprenda lo que quieras que aprenda.

Cocina tu propia comida

Para asegurarte de que comerás alimentos saludables y de alta calidad, es mejor cocinar tus propias comidas. De esta manera, sabrás exactamente qué ingredientes se mezclan o utilizan para preparar tus platillos. Desafortunadamente, muchos alimentos, especialmente de las cadenas de comida rápida, no son saludables. Por lo tanto, es posible que desees preparar tus propias comidas. Esta también es una buena manera de reducir tus gastos, ya que por lo general es más barato cocinar por tu cuenta que comprar alimentos preparados.

Si te sientes confiado, es posible que también quieras probar la jardinería y cultivar tus propias frutas y verduras frescas. La investigación también muestra que la jardinería es una actividad relajante. Cuando hagas tu propia comida, enfócate principalmente en alimentos naturales como verduras y frutas. Hazlo lo más orgánico posible. Como dice el dicho: "Eres lo que comes". Entonces, de acuerdo con este dicho, definitivamente quieres pensar mucho en lo que estás a punto de ingerir.

Mantente alejado de las tentaciones

Cuando recién estás comenzando, es especialmente mejor mantenerte alejado de las tentaciones tanto como sea posible. Evita ir a lugares donde te sientas tentado a comer y liberarte de tu dieta durante las horas de ayuno. Cada tentación presenta otro estrés. Querrás disminuir el estrés que sientes a medida que ayunas. Por lo tanto, ten en cuenta tu entorno y los lugares a los que vas. Un buen consejo es quedarte en casa para que no te sientas atraído a un restaurante. También debes tener en cuenta a las personas con las que sales.

Por ejemplo, en lugar de pasar tiempo con alguien que le encanta comer, pasa el tiempo con alguien que también está ayunando intermitentemente o comiendo de manera saludable. De esta manera, estarás más motivado para tener éxito. No te preocupes; este tipo de medida preventiva es sólo temporal. Una vez que te acostumbres al ayuno intermitente, notarás cómo todas estas medidas preventivas te resultarán naturales. De hecho, rara vez te sentirás tentado a comer durante las horas de ayuno, incluso si hay comida frente a ti. Esto es algo que aprenderás con el tiempo.

Mantente ocupado

Un consejo común es mantenerte ocupado. Toma tiempo para hacer cosas que disfrutes. Esta es una excelente manera de hacer que el tiempo pase rápidamente para que puedas alcanzar tu ventana de comidas. Cuando estés en ayunas, trata de no pensar en lo hambriento que estás o en la tentación que tienes de comer. Eso solo te hará sentir peor por la situación. En lugar de ello, concéntrate en otra cosa. Verás que el hambre solo puede ser un problema si le prestas atención.

Si no lo reconoces, entonces la sensación pasará fácilmente. Algo bueno de esto es que una vez que pasa el hambre, tardará varias horas en regresar. Para ese momento, puedes optar por ignorarla nuevamente, o esperar pacientemente tu hora de comer. Sin embargo, si continúas sometiéndote a esas punzadas de hambre, te convertirás en un esclavo de tus propios antojos, y no podrás disfrutar de los beneficios del ayuno intermitente.

Evita las actividades agotadoras

Si bien es perfectamente seguro hacer ejercicio durante el ayuno, probablemente es mejor que te saltes las actividades agotadoras. Esto evitará que sientas hambre. Si bien el ejercicio puede hacer que te sientas bien, es probable que te sientas vacío y con hambre unas horas después de hacer ejercicio.

Así, por ejemplo, si estás en la Dieta del Guerrero donde solo comes por la noche, hacer ejercicio por la mañana puede fácilmente hacer que sientas hambre por la tarde. Si estás acostumbrado a comer, es probable que el ayuno sea un verdadero desafío. Pero no te preocupes, con suficiente práctica, puedes hacer tanto ejercicio como desees y aun así no tener dificultades para seguir tu dieta.

Utiliza afirmaciones positivas

Mientras estas en ayuno intermitente, debes mantener una mentalidad positiva. Una de las formas más efectivas de inducir una mentalidad positiva es mediante el uso de afirmaciones. Una afirmación es una declaración que te dices a ti mismo, generalmente en forma repetida.

Probablemente estés familiarizado sobre cómo funciona esto. Por ejemplo, cuando una persona siente miedo, en lugar de admitir que tiene miedo, deberá afirmar: "Soy fuerte y valiente". La misma técnica se puede usar cuando se realiza un ayuno intermitente.

Cuando utilices las afirmaciones, debes observar ciertas pautas: primero, la afirmación debe ser de naturaleza positiva. Por lo tanto, no digas que no puedes hacer algo. En lugar de ello, sé positivo y repite: "Soy fuerte" o "Soy paciente", o "Puedo hacer esto", según la situación.

Sé libre de hacer tu propia afirmación positiva. También es una buena idea mantener tu afirmación breve y clara. Se recomienda que limitestu afirmación a una sola frase. Luego, debes creer y tener fe en lo que estás a punto de decir. Si no crees en lo que vas a decir, es poco probable que tenga un impacto en ti. También debes usar el tiempo presente.

Usar el tiempo pasado puedes evitar que algo suceda, mientras que usar el tiempo futuro no es mejor, porque el futuro siempre es incierto. Por lo tanto, utiliza el tiempo presente para declarar tu afirmación en voz alta. Ahora, no hay reglas duras y rápidas sobre cuántas veces te lodebes repetir. Simplemente recítalo tantas veces como desees, cuando sientas que necesitas algo de empuje o aliento, especialmente si no hay nadie más que te motive.

Por último, pero no menos importante, debes creer que lo que digas ya ha sucedido o ya está sucediendo. Considera esto como una especie de truco mental si lo deseas. Cuanto más lo creas, mayores serán tus posibilidades de hacerlo realidad.

Disfruta

Dado que probablemente seguirásel ayuno intermitente durante mucho tiempo, es crucial que aprendas a apreciar tu viaje. Muchas personas que prueban esta dieta terminan disfrutando después de un tiempo. Esto suele suceder cuando aprendes a apreciar la belleza de estar sano y tu cuerpo comienza a adaptarse a tu nuevo estilo de vida.

Una vez que aprendas a hacerlo, verás que el ayuno intermitente es realmente muy divertido. Esto es principalmente por qué las personas continúan esta dieta durante largos períodos de tiempo. Como se comentó, es cierto que el ayuno intermitente es el tipo de dieta que puedes practicar durante un período prolongado, incluso durante toda la vida. A diferencia de otros programas de dieta que las personas suelen abandonar una vez que han perdido peso, la dieta IF se puede seguir durante el tiempo que desees.

La buena noticia es que cuanto más practiques el ayuno intermitente, más te acostumbrarás a él, más fácil se volverá y más saludable te volverás.

No fumes

Sí, no fumar también forma parte de esta sección. Algunas personas tienden a fumar con más frecuencia cuando están en ayunas. Esto es bastante dañino considerando los efectos secundarios en la salud al fumar.

También debes tener en cuenta que el ayuno intermitente no se trata solo de perder peso, sino que se trata más de estar saludable. Y fumar no se ajusta al paradigma de ser saludable. Por lo tanto, considera hacer un esfuerzo para dejar de fumar. Si no puedes dejar de fumar de inmediato, puedes intentar disminuir gradualmente la cantidad de cigarrillos que fumas cada día. Lo importante que hay que hacer aquí es estar sano. A veces, fumar también puedes desencadenar tu necesidad de comer.

Por supuesto, definitivamente no es fácil dejar de fumar, pero es bastante factible si le pones corazón. Si honestamente sientes que no puedes abandonar este hábito malsano y ya has sido esclavizado por él, entonces es solo porque aún no te has dado cuenta de tu fuerza y potencial interno.

Esta es una de las cosas buenas sobre el ayuno intermitente. No solo te alentará a estar más sano, sino que también te hará darte cuenta de tu verdadera fuerza - a su vez, todas estas cosas agregarán un cambio positivo a tu vida.

No te esfuerces demasiado

Esforzarte demasiado puede ser contraproducente, ya que solo te aumentará los niveles de estrés. De hecho, disfruta la vida. El ayuno intermitente es muy simple. El único desafío aquí es ser paciente durante las horas de ayuno. No hace falta decir que no tendrás ningún problema durante la ventana de comer. En cuanto al ayuno se refiere, tiene que ver más con la inacción y la aplicación del autocontrol. Es simplemente cuestión de tiempo.

Afortunadamente, ya que esto es un ayuno intermitente, no tienes que esperar demasiado para llegar a tu ventana de comida. Si lo piensas de esta manera, verás que no hay ninguna razón para que te lo pases mal, o te tomes las cosas demasiado en serio. Solo relájate y disfruta de la vida. Si sientes que no puedes completar tu ayuno y ya estás sufriendo demasiado, sigue adelante, interrumpe tu ayuno y vuelve a intentarlo la próxima vez.

Mejora gradual

No necesitas dominar el ayuno intermitente de inmediato. Especialmente si nunca has ayunado antes. Tu nueva dieta puede impactar tu cuerpo al principio, así que intenta ayunar alternando los días. Ten en cuenta que no tienes que acelerar el proceso de aprendizaje. De hecho, se aconseja que tomes las cosas con calma y te construyas gradualmente.

Por lo tanto, comienza con el ciclo 16/8, y luego avanza a 23/1, y luego alterna el ayuno. Si te acostumbras a alternar el ayuno, puedes intentarlo durante dos días consecutivos. Sin embargo, solo recuerda nutrir tu cuerpo adecuadamente.

A diferencia del ayuno regular en el que privas deliberadamente a tu cuerpo de alimentos y nutrientes, el ayuno intermitente te permite comer durante la ventana de la comida para ayudar a nutrir tu cuerpo. Entonces, si lo sientes, recuerda aguantar, esto también ya pasará.

La magia del agua

El agua es tu mejor amiga cuando estás en ayuno intermitente. Por lo tanto, es justo que hablemos de ella. Sí, creemos que el agua natural es bastante subestimada. El cuerpo humano puede sobrevivir durante muchos días sin comida, pero no sin agua. De hecho, la mayor parte del cuerpo humano está compuesto de agua, incluso en nuestros músculos.

El agua es también el elemento de limpieza número uno del cuerpo. Si quieres limpiar tu sistema, bebe mucha agua todos los días. Muchos sugieren que debes beber al menos 8 tazas de agua para limpiar de toxinastu sistema. Cabe señalar que este es el consumo promedio recomendado. Si haces ejercicio, tendrás que beber más de 8 vasos por día.

Ahora, si está en ayunas, puedes beber más de 8 vasos. De hecho, mientras más agua bebas, más podrás limpiar tu cuerpo de impurezas. Cuando te encuentres con las temibles punzadas de hambre (que seguramente tendrás), puedes beber agua para sentirte lleno y saciado. De hecho, el agua es tu mejor amiga durante estos períodos de ayuno. Por supuesto, también puedes tomar café o té, pero el contenido de ácido puede dañar tu estómago. Además, si deseas limpiar por completo tu interior, no debes tomar ninguna otra bebida excepto agua.

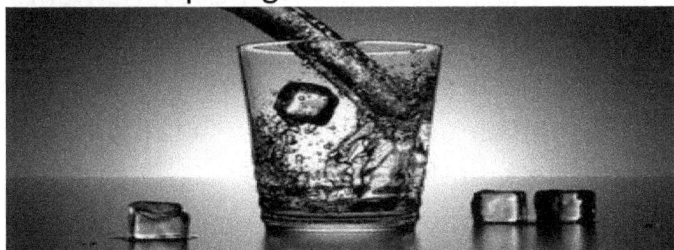

También es una buena práctica beber agua tibia temprano en la mañana. Activa tu sistema digestivo y lo limpia. También aumenta la temperatura del cuerpo, aumentando drásticamente el poder de quemar grasa del cuerpo. No hace falta decir que el agua tiene cero calorías, por lo que nunca te hará engordar.

La mayoría no toma suficiente agua porque no tiene agua a la mano. Por lo tanto, es posible que desees llevar una botella o un contenedor portátil donde quiera que vayas,para mantenerte hidratado. Para saber si estás bien hidratado, inspecciona el color de tu orina. Si está clara, significa que estás hidratado. Si no, entonces debes beber inmediatamente más agua.

Esta es solo una forma de aumentar tu ingesta diaria de agua. No necesariamente tienes que beber agua caliente. Si lo deseas, también puedes tomar agua fría. Lo importante es beber mucha agua para limpiar e hidratar tu cuerpo.

Si deseas evitar comer demasiado durante tu ventana de alimentación, un buen consejo es beber al menos dos vasos de agua, alrededor de 10 minutos antes de comer. De esta manera, te sentirás bastante satisfecho antes de comenzar a comer y romper tu ayuno. Si estás ayunando y has comenzado a sentir hambre, puedes beber al menos 3 vasos de agua para controlar el hambre.

Vale la pena señalar la diferencia entre estar realmente hambriento y sentirte hambriento. La mayoría de las veces, el cuerpo señala el hambre, incluso cuandotú no necesitas alimentos. Comprende que no estás realmente hambriento y solo te sientes hambriento en este momento.

En este caso, beber mucha agua y simplemente dejar pasar la sensación por sí sola, deberá ser suficiente. Recuerda nuestra regla cuando ayunas: bebe mucha agua.

No confundas ayuno intermitente con ayuno con agua. El ayuno de agua es cuando no comes ni bebes ninguna otra cosa, excepto el agua. Tampoco es posible que alguien siga este ayuno durante un período prolongado.

Con el ayuno intermitente, obtienes un beneficio adicional de limpiar tu cuerpo de toxinas e impurezas, pero puedes usar esta dieta durante toda la vida, que es otra de las razones por las que a muchas personas les encanta el ayuno intermitente. Después de todo, no es fácil cambiar los hábitos alimenticios una y otra vez. Si tomas el ayuno intermitente como estilo de vida, te beneficiarás de una dieta saludable durante el tiempo que vivas.

Capítulo 5
El ayuno intermitente como forma de vida

El estilo de vida de ayuno intermitente

¿Se puede considerar el ayuno intermitente como un estilo de vida? Bueno eso depende. Verás, el significado de ayuno intermitente dependerá de lo que hagas de él. Si lo ves como una manera de regular los períodos de alimentación y ayuno, entonces es más como cualquier otra dieta y no un estilo de vida.

Sin embargo, si lo tomas en serio y avanzas un paso más, donde no solo observas el tiempo de la ventana, sino que también sigues las mejores prácticas de este libro, como llevar una vida sana y elegir alimentos más saludables, el ayuno intermitente puede considerarse como un estilo de vida en toda regla.

En realidad, se recomienda que lo veas más como un estilo de vida. Después de todo, es seguro utilizar este plan de dieta durante el tiempo que desees, y es muy bueno para ti y tu cuerpo. Un problema común es seguir una dieta saludable para después volver a ser insano, una vez que hayas logrado los resultados deseados.

Esto es común en la mayoría de los planes de dieta que siguen una dieta específica durante algunas semanas o meses, solo para dejarla hacia el final. Después de esto, es probable que no tengas instrucciones sobre qué hacer a continuación, lo que te hará volver a tus formas poco sanas y regulares, que solo arruinarán todo aquello por lo que siempre has trabajado.

Con el ayuno intermitente, no tienes que lidiar con meros beneficios temporales, siempre y cuando lo conviertas en tu estilo de vida. Sí, probablemente te tomará algún tiempo antes de que puedas dominarlo, pero aun así es factible y tú eres la persona adecuada para hacerlo.

Para convertirlo en un estilo de vida, primero debes acostumbrarte a él. Y la buena noticia es que no es realmente tan difícil.

Después de todo, a diferencia de un ayuno

regular en el que tendrás que pasar días sin comer y morir de hambre, el ayuno intermitente te permite comer y calmarte durante la ventana de comida y esto es una parte habitual de tu rutina. Además, si no deseas tomar ayunos alternativos u otros, puedes seguir el habitual ayuno 16/8. En realidad, es muy fácil acostumbrarse al ciclo 16/8.

La buena noticia es que después de un par de días, puedes aumentar fácilmente el número de horas de ayuno. Una vez más, no tienes que acelerar el proceso de aprendizaje. Lo importante es centrarte en la calidad y en la forma en que tu cuerpo se adapta a la dieta.

De hecho, si deseas aprovechar al máximo el ayuno intermitente, debes convertirlo en un estilo de vida. Por supuesto, esto no significa que no ganarás nada si lo usas solo por unos días. Después de todo, los maravillosos beneficios de esta dieta están disponibles para todos aquellos que la aplican en sus vidas.

Como estilo de vida, esto significa que ya estarás acostumbrado a la dieta. Cabe señalar que el ciclo 16/8 también se considera como un ayuno intermitente. De hecho, es el ciclo de IF más común que puedes encontrar. Por lo tanto, si deseas convertir rápidamente la dieta IF en un estilo de vida, simplemente puedes dominar el ciclo 6/18. Esto es algo que puedes hacer en unas semanas si realmente das lo mejor de ti. A partir de ahí, depende de ti y de si deseas o no construir un ciclo más intenso.

En realidad, es una bendición abrazar el ayuno intermitente como un estilo de vida.No se supone que sea un estilo de vida mundano que está diseñado para hacerte sufrir. Es, de hecho, una maravillosa forma de vida. Si realmente quieres vivir una vida saludable y sentirte realmente saludable, nunca te equivocarás con la dieta IF.

A diferencia de otros planes de dieta que te harán debilitarte y morir de hambre durante días, la dieta IF te hará sentirte bien con tu cuerpo. Esta es la razón por la que muchas personas que cambian a un ayuno intermitente, dejan de buscar otras alternativas de dieta y se limitan a esta.

Como estilo de vida, la dieta IF definitivamente abrirá el camino hacia una vida más saludable y feliz. Por supuesto, solo tendrás que ajustarte al principio, pero todo vale la pena. Si te concentras en eso, incluso puedes convertir el ayuno intermitente en un estilo de vida en tan solo un mes.

El ayuno intermitente es un estilo de vida que puede crear muchos cambios positivos en tu vida. Lo que es más es que influirá directamente en tu salud. Por lo tanto, seguramente apreciarás lo benéfico que es para tu cuerpo.

Por supuesto, al principio, mientras aún estás aprendiendo la dieta, tu cuerpo necesitará tiempo para adaptarse a ella, pero esto es solo temporal. Después del período de ajuste, finalmente puedes continuar con tu ayuno intermitente sin ningún problema. ¿Entonces, qué esperas? Es hora de que realices un ayuno intermitente como estilo de vida y comiences a llevar una vida verdaderamente saludable.

Cómo socializar cuando estás ayunando

La gente no siempre lo piensa, pero es posible que te sorprendas de cuánta de tu vida social gira en torno a la comida. Cuando las personas se reúnen, especialmente los adultos, casi siempre es necesario tener una buena comida servida en la mesa. Es como si uno no pudiera verse sin comer. Cuando haces un ayuno intermitente, esto es algo que deberás superar.

Y sí, puedes esperar lidiar con esto muchas veces, para que conozcas mejor tus salidas y te acostumbre a ello. Por supuesto, esto no significa que debas evitar reunirte con tus amigos. Cuando estás en una dieta IF, eres libre de ver a tus amigos tantas veces quieras.

Sin embargo, para evitar abandonar tu dieta, primero debes prepararte para la situación. Puedes esperar que mientras tengas amigos que te aplaudirán y te alentarán en tu dieta IF, también puede haber quienes intenten disuadirte de ello.

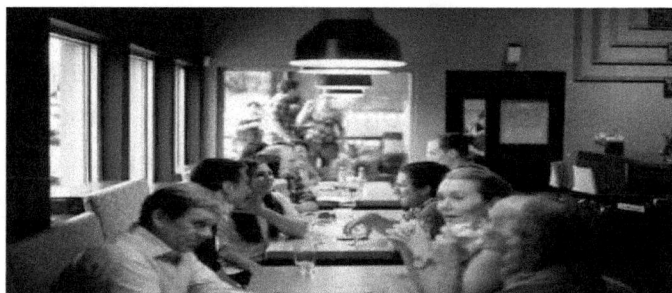

Recuerda que no tienes que discutir ni defender tu posición ante nadie. Solo recuerda por qué empezaste la dieta en primer lugar y cómo te ha ayudado hasta ahora. Aquí es donde debes tomar una posición firme y optar por ajustarte a la dieta IF.

Esto puede ser bastante difícil al principio, pero una vez que comprendas y aprecies completamente el valor de hacer un ayuno intermitente, no serás fácilmente convencido o persuadido por otras personas para que lo abandones.

Discutamos ahora el verdadero desafío: ver la comida que se sirve delante de ti, sin poder comerla. En tales circunstancias, lo mejor es respirar profundamente y relajarte. Sé que parece injusto e imposible, pero hay muchas maneras de lidiar con esto.

Por supuesto, lo más fácil sería programar tu ventana de comida para que coincida con el tiempo que estarás comiendo con amigos. Desafortunadamente, el problema es que esto no es algo en lo que siempre se pueda confiar. Una vez que conviertas el ayuno intermitente en un elemento crucial de tu estilo de vida, a veces puede que te sientas excluido durante la cena con tus amigos. ¿Entonces que puedes hacer? Bueno, si bien esto es realmente un desafío, es algo que debes superar.

Este es el mejor momento para consumir bebidas que tienen cero calorías, como el café y el té. Por supuesto, también debes hidratarte bien, bebiendo mucha agua. También tienes que recordarte que te estás reuniendo con tus amigos para pasar tiempo con ellos. No tienes que comer ni hacer nada más que hablar y relajarte. De esta manera, podrás concentrarte más en tus amigos en lugar de permitir que la comida divida tu atención. Si eres una persona ocupada y rara vez tienes tiempo para reunirte con tus amigos, no permitas que la comida actúe como una barrera para ti, ya que el ayuno intermitente se hace más fácil con el tiempo.

Debes darte cuenta de que la socialización se trata de estar con las personas y no de comer. Esta cultura de comer solo se ha vuelto popular en el mundo moderno donde todos siempre sienten la necesidad de comer. Sin embargo, esto es exactamente de lo que se trata el ayuno intermitente: te enseña a adaptar un estilo de vida saludable y no a ser controlado por la sociedad. Esta es una decisión que tienes que tomar; y lo más importante, tienes que apegarte a ella.

De acuerdo, cuando lo hagas, puedes esperar que tus amigos te sorprendan y hagan muchas preguntas. En esta situación, muchas personas simplemente prefieren mentir y decir que todavía están llenas para evitar hablar sobre la dieta. Sin embargo, es mejor ser honesto al respecto y decirles la verdad: contarles a todos sobre el ayuno intermitente. No dudes en compartir tus experiencias sobre la dieta. De hecho, encontrarás este enfoque más beneficioso para ti, ya que ya no tendrás que ocultar lo que está sintiendo. Si estás con personas positivas, entonces es probable que incluso te sientas más motivado para continuar tu dieta. Sin embargo, solo una palabra de precaución, si estás con personas que sabes que tienden a ser negativas o desalentadoras, entonces es mejor que te quedes callado y no hables de tu dieta.

Aunque cuando te abres a las personas acerca de tu dieta IF, ten en cuenta que no tienes que dar explicaciones. Entonces, si te encuentras con alguien que está en contra de la idea simplemente, déjalo ser. Después de que hayas explicado tu lado, no tienes que hacer nada más. Depende de ellos si te creen o no. No son tu problema. Tu única obligación es seguir tu dieta y disfrutar de sus maravillosos beneficios. No tienes que demostrarlo a nadie.

Conclusión

Gracias por llegar hasta el final de este libro electrónico. Espero que hayas encontrado este libro informativo y hayas podido beneficiarte de las pautas mencionadas para lograr tus objetivos, sean cuales sean.

El siguiente paso es aplicar todo lo que has aprendido y comenzar a disfrutar de los beneficios del ayuno intermitente. Recuerda que ser saludable es una opción y tu dieta debe ser una forma de vida. En este momento, ya estás armado con el conocimiento y las herramientas correctas sobre el ayuno intermitente. Como ya sabes, adquirir conocimiento por sí solo no es suficiente. También es necesario convertirlo en práctica.

Como principiante, puedes esperar tranquilamente que las etapas iniciales sean difíciles, especialmente cuando no estás acostumbrado al ayuno. Para que te sea más fácil, hazlo gradualmente. No tienes que apresurarte y saltar a un ayuno de 16 horas de inmediato. Una vez más, es necesario concentrarse en la calidad del aprendizaje.

Cuanto más puedas ajustar y dominar esta dieta, más fácil se volverá para ti, al convertirla en un estilo de vida.

A diferencia de otros planes de dieta, se recomienda que consideres el ayuno intermitente como un estilo de vida y no un programa de dieta temporal para perder peso. Esta es la razón principal por la que la dieta IF está diseñada para perdurar toda la vida, simplemente porque está destinada a ser practicada de por vida.

Este libro te ha dado todas las claves que necesitas para mantenerte saludable. Ahora depende de ti aplicar todo lo que has aprendido y vivir una vida más sana y feliz.

Parte 2

Introducción

¡Bienvenido!

Si ya comenzó a seguir la dieta 5: 2, siga leyendo. Si ha comprado este libro porque está intrigado por lo que es (¡Guau! ¡Una dieta en la que puedo comer 7 comidas al día! - Lo siento, no ...), entonces puede pasar a la página 3 por un corto Resumen de los antecedentes y beneficios.

Como seguidores de mucho tiempo de la dieta rápida 5: 2, entendemos lo fácil que es cansarse de la dieta después de un tiempo: los mismos alimentos básicos, dos veces por semana, mes tras mes. Es fácil llegar a la rutina de las mismas opciones bajas en calorías simplemente para ahorrar esfuerzo. El entusiasmo inicial por comenzar algo nuevo se desvanece rápidamente una vez que la euforia desaparece y comienza el trabajo pesado.

Encontrar opciones creativas e interesantes para el desayuno ha sido especialmente desafiante. Una fruta satisfará las limitaciones calóricas (y es una excelente opción para las mañanas apuradas), pero ¿qué pasa con los desayunos calientes, los cereales y los panes?

La clave para un día exitoso bajo en calorías es la preparación. Si se despierta por la mañana y descubre que no tiene nada en el armario que le brinde una porción de buen tamaño para comer sin usar toda su cantidad de calorías, entonces será una lucha.

Con estos pensamientos en mente, nos propusimos desarrollar un conjunto de 5: 2 recetas de desayuno amigables, que incluyen comidas preparadas, opciones rápidas para llevar e incluso platos calientes de carne y papas. Hemos organizado las recetas en 4 secciones:

Menos de 50 calorías, para cuando ahorre la mayor parte de su asignación de día rápido para más adelante en el día;

50-100 calorías, para personas que hacen dieta que prefieren 5-6 comidas pequeñas o refrigerios durante sus días de ayuno;

100-200 calorías, para la dieta de tres cuadrados al día en la que cada comida es aproximadamente 1/3 de la asignación diaria; y

200-300 calorías, para aquellos que dividen sus calorías diarias en dos comidas principales.

La siguiente sección ofrece una descripción general rápida de la dieta rápida 5: 2 y analiza las estrategias de planificación de comidas y consejos de supervivencia con más detalle. También hemos incluido cuadros de frutas comunes y otros alimentos aptos para el desayuno que enumeran las calorías por gramo, junto con los tamaños de las porciones típicas.

Una nota sobre los ingredientes: lo que no encontrará en ninguna de estas recetas son edulcorantes artificiales y otros alimentos "dietéticos". Creemos que el 5: 2 es un plan de alimentación para toda la vida, no un plan de adelgazamiento rápido, y como tal, debe ser sostenible y saludable a largo plazo. Sin comentar sobre la investigación conflictiva y a veces desagradable sobre los efectos a largo plazo de los edulcorantes artificiales, preferimos errar por precaución y centrarnos en alternativas naturales y saludables.

Descripción general de la dieta rápida 5: 2

La dieta 5: 2 (también escrita como 5 + 2) es un plan de alimentación basado en el concepto de ayuno intermitente (IF). Como su nombre lo indica, IF alterna los días de mayor cantidad de calorías con los de menor cantidad de calorías, la teoría es que estos cambios de calorías provocan que el cuerpo produzca una gran cantidad de productos químicos beneficiosos. Debido a que se cree que los químicos que se liberan previenen los trastornos médicos a menudo asociados con el envejecimiento, como la diabetes y la demencia de inicio en adultos, la IF se ha promocionado durante años como una dieta antienvejecimiento.

La dieta 5: 2 utiliza los principios básicos de la IF (días altos y bajos en calorías), pero agrega un poco más de estructura para que el plan de dieta sea más fácil de seguir. Tenga en cuenta que las calorías "altas" significan la ingesta normal recomendada. Esta no es una dieta de atracones y, de hecho, es más probable que descubras que en los días no rápidos serás más consciente de cuántas calorías estás comiendo y reducirás en comparación con tus hábitos. antes de probar la dieta.

No es una dieta para perder peso per se, pero la mayoría de las personas que siguen la dieta descubren que pierden algo de peso y que se mantiene perdido. Volveremos a esto en breve.

Cómo funciona

La dieta 5: 2 es uno de los planes de alimentación más simples a seguir que hemos encontrado. Sin listas de alimentos, sin puntos, sin requisitos de ejercicio. Simplemente elija dos días en su semana para ser sus "días rápidos" y solo en estos días, restrinja sus calorías totales a 500 para mujeres, 600 para hombres. Durante el resto de la semana puedes comer lo que quieras (bueno, casi). Eso es básicamente todo!

Algunos puntos más finos:

1. Los días rápidos se pueden realizar en cualquier período de 24 horas. Entonces, en lugar de un día tradicional, puede distribuir sus 500/600 calorías desde el mediodía hasta el mediodía, o de 6 p.m. a 6 p.m., o lo que sea mejor para su horario. Por ejemplo, podría tener un desayuno y almuerzo regular (digamos hecho antes de las 12:30), seguido de una cena ligera y un desayuno ligero a la mañana siguiente, y luego regresar a un almuerzo regular (después de las 12:30 del día siguiente).

Dicho esto, descubrimos por experiencia personal que "sentimos" más beneficios de la dieta al apegarnos a un solo día, probablemente porque eso prolonga el tiempo rápido al dormir un bloque en cada extremo.

2. que los dos días de ayuno no se realicen consecutivamente. Deben estar separados por al menos un día, presumiblemente para evitar que el cuerpo entre en modo hambre por reducciones prolongadas de calorías.

3. Si necesita una ingesta alta de calorías, debido a un ejercicio regular o un trabajo

manual, es posible que necesite aumentar su asignación de calorías en los días de ayuno. Por otro lado, si eres de constitución leve, entonces puedes encontrar que puedes bajar por debajo de los 500/600 recomendados: algunas personas incluso llegan al extremo de dos días de cero calorías por semana.

¿Funciona?

Los dos beneficios principales promocionados por IF son la mejora de la salud y la pérdida de peso. Aquí hay un resumen de la evidencia médica de cada uno.

Mejora de la salud: la mayoría de los estudios médicos formales sobre IF se basan en pruebas en animales, que no son necesariamente concluyentes para los humanos. Según los informes, un estudio realizado por el Instituto Nacional del Envejecimiento relacionó la IF con niveles más bajos de IGF-1, un biomarcador asociado con las enfermedades de Alzheimer y Parkinson, pero los resultados son difíciles de evaluar. Otras agencias, como el Servicio Nacional de Salud del Reino Unido, descartan por completo los beneficios para la salud de la IF y sugieren firmemente que se evite la dieta.

Sin embargo, aparte de los estudios médicos formales, hay muchas pruebas anecdóticas, testimonios personales y estudios informales, que sugieren que el 5: 2 puede ayudar a reducir el riesgo de cáncer y enfermedades cardíacas, y aumentar la energía en general. El Dr. Mosley rastreó sus niveles de colesterol y azúcar en la sangre mientras seguía el 5: 2, y midió disminuciones significativas en ambos después de solo nueve semanas.

Pérdida de peso: este es un poco complicado. Si mantiene sus calorías en los días no rápidos a niveles "normales" - aproximadamente 2000 para mujeres y 2400 para hombres - perderá peso. La matemática es simple: su déficit calórico semanal de IF es de aproximadamente 3000 para las mujeres, 3600 para los hombres. Dado que cada 3500 calorías ahorradas equivale a una libra de pérdida de peso, esto significa que los hombres pueden esperar bajar aproximadamente una libra por semana, las mujeres un poco menos (aproximadamente el 85% de una libra, o aproximadamente 6 libras cada 7 semanas). Sin embargo, esto supone que tenías un peso estable para empezar, y no agregabas lentamente las libras.

Agregar solo un poco de ejercicio ligero puede ayudar a acelerar la pérdida de peso. Por ejemplo, una caminata moderada de 30 minutos quema aproximadamente 100 calorías. Hacer esto tres veces por semana aumentará las dietas femeninas casi a la marca de una libra / semana.

Por otro lado, comer en exceso en los días no rápidos puede reducir su pérdida de peso a la nada. Aún obtendrá los beneficios para la salud y el impulso antienvejecimiento, pero su cintura no se moverá.

Tips de supervivencia

La dieta 5: 2 es uno de los planes más fáciles de seguir, pero hay cosas que puede hacer para que sea aún más fácil:

No necesita comprometerse con los mismos dos días rápidos cada semana. Revise su horario para la semana que viene y elija los dos días que tengan más sentido. Solo asegúrese de dejar un bloque de 24 horas de tiempo no rápido en el medio.

Beba mucha agua en los días rápidos (8-10 vasos) para evitar el hambre y la deshidratación. El caldo claro, la sopa de miso y el café / té también pueden ayudar, pero asegúrese de incluir las calorías, particularmente la leche si la toma en café o té. Busque productos bajos en sodio para prevenir la hinchazón.

Podría tomar algunas pruebas llegar a una distribución rápida de calorías que funcione para su cuerpo. Algunas personas prefieren comer un desayuno ligero (~ 200 calorías) y una cena ligera, y saltear el almuerzo por completo. Otros almuerzan a media tarde y se saltan la cena. Lo que me funciona personalmente es un desayuno de 100 calorías, un almuerzo de 150 calorías, un refrigerio por la tarde de 100 calorías y una cena de 150 calorías.

También reservo alrededor de 10 calorías para tomar caldo de pollo o verduras después del trabajo. Lea más sobre la distribución de calorías en la siguiente sección.

Concéntrese en verduras y proteínas magras en sus días rápidos para sentirse más lleno y mantener su energía. Un par de galletas bajas en calorías pueden ajustarse a los requerimientos de calorías, pero pueden llevarlo a un nivel bajo de energía. Me gustan las frittatas de clara de huevo y verduras, las sopas de verduras (hechas con caldo, no leche o crema) y las ensaladas de atún, jamón, salmón, etc. Proporcionan una comida completa pero con muchas menos calorías.

La planificación anticipada de sus comidas rápidas puede ayudarlo a alejarse de la comida y el hambre. Intento esbozar el plan alimenticio de todo el día la noche anterior para asegurarme de que mis calorías se distribuirán a lo largo del día y que obtengo una variedad equilibrada de alimentos. Planificar con anticipación también puede ayudar a que cada comida pequeña sea lo más abundante posible.

El uso de pesas para calcular las calorías en lugar del volumen para muchas frutas y verduras puede ayudar a garantizar un recuento preciso de calorías. Puedes empacar muchas más setas en rodajas o fresas en rodajas en una medida de una taza que dejarlas enteras, ¿verdad? Simplemente buscar las calorías por taza, a menos que especifiques enteras o en rodajas, te pondrá por encima de tu límite o te dejará sin cambios. Recomendamos usar una báscula de comida económica para pesar todo, luego usar el peso para determinar las calorías.

Aumentar el nivel de condimento en los días rápidos realmente parece engañar a su cerebro para encontrar las comidas más pequeñas más satisfactorias de lo que probablemente sean. Las calorías en el condimento aún deben contarse, pero generalmente son mínimas, alrededor de 5 por cucharadita. Creo que las mezclas picantes y picantes realmente pueden ayudar, como el condimento de fajita en pollo, el condimento criollo en huevos y salsa sriracha en vegetales.

FRUTA	CALORÍAS POR GRAMO (cal/g)	TAMAÑO DE PORCIÓN TÍPICA	CALORÍAS POR PORCIÓN
Fruta estrella (carámbola)	.31	1 mediana (91 g)	28
Fresas	.33	1 taza (144 g)	47
Melón (Cantalupo)	.34	1 taza (160 g)	54
Melocotón	.39	1 mediano (160 g)	59
Sandía	.40	1 taza (152 g)	46

Pomelo	.42	1/2 mediano (123 g)	52
Moras	.43	1 taza (144 g)	62
Papaya	.43	1 pequeña (157 g)	67
Ciruela	.46	1 mediana (66 g)	30
Naranja	.47	1 mediana (131 g)	62
Albaricoque	.48	2 medianos (70 g)	34

Cerezas (Guindas)	.50	1 taza (103 g)	51
Piña (Ananas)	.50	1 taza (165 g)	82
Manzana	.52	1 mediana (182 g)	95
Frambuesa	.53	1 taza (123 g)	65
Arándanos	.57	1 taza (148 g)	85
Pera	.57	1 mediana (178 g)	102
Mango*	.60	1 taza (165 g)	99
Kiwi	.61	1 mediano (69 g)	42
Guayaba	.68	1 taza (165 g)	112
Uvas*	.69	1 taza (151 g)	104

Banana*	.89	1 mediano (118 g)	105
Maracuya *	.97	2 futas (36 g)	34

Estrategias de planificación de comidas

Independientemente de cómo distribuya sus calorías, es importante mezclar los tipos de alimentos que le dan calorías.

Para el desayuno, mezclar una pequeña cantidad de cereal con su fruta le dará azúcares de liberación lenta para verlo durante la mañana. Los cereales tienden a ser altos en calorías (hasta 4 por gramo), así que vaya con calma y use leche descremada si debe comer algo. Incluso puede salirse con una pequeña cantidad de tocino a la parrilla si lo planea.

En el almuerzo, elija alimentos proteicos con bajo consumo de calorías como el atún y la carne blanca de pollo (1.1 y 1.7 calorías por gramo). Combina con una ensalada, deja el aceite del aderezo y pégala al vinagre, y si será tu comida principal, agrega una pequeña cantidad de arroz, papas o cuscús si necesitas los carbohidratos.

La cena es entonces la más fácil, donde usas las calorías restantes del día. Pero no olvides que el objetivo de la dieta es restringir tu ingesta, así que come lo que necesites y no sientas que tienes que llegar al límite si puedes hacerlo sin él.

5: 2 alimentos de dieta poder

No importa cómo asigne las calorías durante el día, la clave para el ayuno 5: 2 es elegir alimentos que tengan una baja "densidad calórica"; es decir, alimentos con un bajo contenido calórico por gramo. En la práctica, esto significa principalmente frutas, verduras, lácteos sin grasa y carne o pescado magro. Los alimentos grasos, como la mantequilla, etc., y los alimentos ricos en carbohidratos como el arroz, la pasta y el pan, se usan mejor con moderación o se guardan para los días sin ayuno.

Para el desayuno, si no tiene tiempo para preparar una comida, la fruta puede ser una excelente opción para llevar. Para que tus calorías vayan más lejos, busca frutas con un contenido calórico de 1 caloría por gramo o menos. Vea la tabla a continuación para algunas excelentes opciones de desayuno:

* Estas frutas tienden a ser más ricas en azúcar, más del 10% en peso, por lo que se alternan con otras frutas para obtener energía duradera durante toda la mañana.

Además de las frutas, muchas verduras y proteínas magras también tienen densidades calóricas razonablemente bajas. Algunas de las opciones más amigables para el desayuno (para tortillas y quiche, por ejemplo) se muestran en la tabla a continuación. También hemos incluido algunos carbohidratos bajos en calorías para los días en que necesita un desayuno más abundante. Abastézcalos y siempre tendrá ingredientes a mano para los días rápidos.

COMIDA	CALORÍAS POR GRAMO (cal/g)	TAMAÑO DE PORCIÓN TÍPICA	CALORÍAS POR PORCIÓN
Champiñones (crudos)	.16	½ taza (113 g)	18
Espárragos (cocidos)	.22	1 taza (90 g)	20
Espinacas (crudas)	.23	1 taza (30 g)	7 7
Brócoli (cocido)	.28	½ taza (92 g)	26
Corazones de alcachofa	.30	½ taza (113 g)	34

Tomate	.30	1 medio (91 g)	16
Pimiento	.30	½ medio (60 g)	12
Clara de huevo	.48	1 grande (33 g)	16
Leche sin grasa	.42	½ taza (122 g)	51
Yogur natural sin grasa	.47	4 onzas. (113 g)	53
Avena (cocida)	.71	½ taza (117 g)	83
Patata	.75	½ medio	65

		(87 g)	
Frijoles negros (cocidos)	.91	½ taza (121 g)	110
Arroz integral (cocido)	1.03	½ taza (97 g)	100
Queso feta sin grasa	1.07	2 onzas. (56 g)	60
Salmón ahumado	1.16	2 onzas. (28 g)	66

Recetas: menos de 50 calorías por porción

No es fácil preparar una comida abundante por menos de 50 calorías por porción. Pero para esos días en que necesita ahorrar la mayor parte de sus calorías para más adelante en el día, estas pequeñas comidas pueden salvarle la vida. Para obtener la mayor cantidad de alimentos por la menor cantidad de calorías, nos hemos centrado en ingredientes que tienen muy pocas calorías por gramo, como frutas y pescado.

Ensalada de frutas mixtas (49 calorías)
Pera al horno (44 calorías)
Tomate Asado (49 calorías)
Parfait de bayas (48 calorías)
Salmón ahumado y tomate (49 calorías)
Frittata Vegetariana (47 calorías)

Ensalada Mixta De Frutas

Mezcle un lote de ensalada la noche anterior a su día de ayuno y sepárelo en porciones individuales: tendrá una opción lista para comer para el desayuno o el almuerzo.

Cantidad de Porciones	TAMAÑO DE PORCIÓN	CALORÍAS POR PORCIÓN
4	3/4 taza (125g)	49

1 taza de melón u otro melón, en cubos (54 calorías)

1 taza de sandía, en cubos (46 calorías)

½ taza de fresas en rodajas (24 calorías)

⅓ taza de piña, en cubos (27 calorías)

¼ taza de arándanos (22 calorías)

¼ taza de frambuesas (16 calorías)

Instrucciones:

1. Si planea preparar esto con anticipación y comer durante toda la semana, mezcle solo el melón y la piña. Cubra y refrigere.

2. En sus días de ayuno, agregue la sandía, fresas, arándanos y frambuesas. Esto ayudará a evitar que las frutas más suaves

se descompongan.

Notas de preparación:

La mayoría de las mezclas de frutas funcionan bien. Para obtener la mezcla más abundante, use grandes cantidades de frutas bajas en calorías (fresas, melón, sandía, etc.) y complemente con algunas piezas de opciones con mayor contenido calórico. Vea la tabla en el Capítulo 2 para sugerencias.

Aunque hemos enumerado los ingredientes con medidas de volumen, sus conteos de calorías serán más precisos si mide por peso.

Por porción:

Pera al horno

Para un desayuno muy bajo en calorías o para agregar un poco de dulzura a su comida, pruebe una pera al horno con canela, limón y una tarta de conserva.

Cantidad de Porciones	TAMAÑO DE PORCIÓN	CALORÍAS POR PORCIÓN
2	½ Pera	44

1 pera pequeña

1 cucharadita tarta de mermelada, como arándanos

½ cucharadita canela

1 cucharadita jugo de limón

½ cucharadita azúcar morena

Spray para cocinar

Instrucciones:

1. Precaliente el horno a 350 °F.

2. Rocíe una fuente pequeña para hornear con aceite en aerosol.

3. Corta la pera por la mitad y saca las semillas y el núcleo, dejando un pequeño pozo en el centro de cada mitad. Coloque en una fuente para hornear (corte hacia arriba).

4. Rocíe ½ cucharadita de jugo de limón

en cada mitad de pera, cubra con canela, luego espolvoree con el azúcar morena.

5. Ponga ½ cucharadita de mermelada en cada uno de los pozos recogidos.

6. Coloque la bandeja para hornear en el horno y hornee durante unos 20 minutos hasta que estén tiernos.

Notas de preparación:

Si usa una mermelada más dulce, omita el azúcar morena. (Las calorías resultan ser casi iguales).

Por porción:

Calorías	Grasa	Carbohidratos	Proteínas	Sodio
44	0 g	13 g	0 g	1 mg

Tomate asado

Los tomates son los mejores amigos de la dieta 5: 2! Bajo en calorías y lleno de nutrientes, esta receta es excelente por sí sola o como acompañamiento de una comida más grande.

Cantidad de Porciones	TAMAÑO DE PORCIÓN	CALORÍAS POR PORCIÓN
2	½ tomate	49

1 tomate grande
1 cucharadita salsa de dijonnaise ***
1 cucharada. queso mozzarella rallado
1 cucharada. panko u otras migas de pan grueso
1 cucharadita queso parmesano
Spray para cocinar
Instrucciones:
 1. Precaliente el asador.
 2. Cubra una pequeña bandeja para hornear con aceite en aerosol.
 3. Rebane el tomate por la mitad y colóquelo en la bandeja. Unta ½ cucharadita. de dijonnaise en cada mitad.
 4. Mezcle las migas de mozzarella y panko, y presione sobre las mitades de tomate.

5. Ase durante aproximadamente 1 minuto y luego apague el horno. Tienda una hoja de papel de aluminio sobre los tomates y déjelos en el horno caliente hasta que estén bien cocidos, unos 5-10 minutos.

6. Retirar del horno y espolvorear ½ cucharadita queso parmesano en cada mitad.

Notas de preparación:

*** Si no ha preparado la salsa de dijonnaise, haga la suya combinando ½ cucharadita. de mayonesa ligera con 2 ½ cucharaditas. Mostaza Dijon (hace 1 cucharada de pasta para untar).

Para una comida aún más baja en calorías, omita la mozzarella y sazone las migas de pan (panko) con algunos batidos de condimento italiano. Rocíe ligeramente con aceite en aerosol antes de asar. Hecho de esta manera, te ahorrarás unas 10 calorías por porción.

Por porción:

Caloría	Gras	Carbohidratos	Proteínas	Sodi

s	a			o
49	1,5 g	7 g	2,5 g	106 mg

Parfait de bayas

Desayuno súper rápido y bajo en calorías con fruta fresca y yogur griego rico en proteínas.

Cantidad de Porciones	TAMAÑO DE PORCIÓN	CALORÍAS POR PORCIÓN
1	1 porción	48

¼ taza de fresas en rodajas

¼ taza de frambuesas

2 cucharadas. yogur griego natural, sin grasa

1 cucharadita granola baja en grasa

Instrucciones:

1. Mezcle las fresas y las frambuesas en un tazón.

2. Agregue la fruta a un vaso pequeño y cubra con el yogur.

3. Espolvorear con granola.

Notas de preparación:

La mayoría de las combinaciones de bayas funcionan bien en esta receta. Use la tabla del *Capítulo 2* para asegurarse de que las calorías de la fruta no superen los 30.

Por porción:

Calorías	Grasa	Carbohidratos	Proteínas	Sodio
49	0 g	8,5 g	2,5 g	12 mg

Salmón Ahumado y Tomates

Pescado lleno de proteínas y tomates ricos en nutrientes hacen un comienzo perfecto para el día.

Cantidad de Porciones	TAMAÑO DE PORCIÓN	CALORÍAS POR PORCIÓN
1	1 porción	49

1 onza (28 gramos) de salmón ahumado
1 tomate mediano, muy maduro
½ cucharada alcaparras
Instrucciones:

1. Corte el tomate en secciones delgadas y colóquelo en un plato.

2. Corte el salmón en tiras y distribúyalo uniformemente en las rodajas de tomate.

3. Pica las alcaparras y espolvorea sobre el salmón.

Notas de preparación:

Las calorías en el salmón ahumado pueden variar ampliamente, así que lea las etiquetas cuidadosamente. En general, el salmón capturado en el medio silvestre es menos graso que el criado en granjas, por lo que las calorías serán más bajas. Esta receta usa salmón con 35 calorías por onza (1.25 calorías por gramo).

Las alcaparras son una gran adición a la dieta 5: 2. Con solo 5 calorías por cucharada, contienen una enorme cantidad de sabor por muy pocas calorías.

Por porción:

Calorías	Grasa	Carbohidratos	Proteínas	Sodio
49	1,5g	5 g	6,5 g	700 mg

Frittata Vegetariana

Dos claras de huevo, un chorrito de leche y una tonelada de verduras hacen un desayuno energético en sus días de ayuno bajo en calorías.

Cantidad de Porciones	TAMAÑO DE PORCIÓN	CALORÍAS POR

		PORCIÓN
1	1 porción	47

2 claras de huevo

½ taza de hojas de espinacas frescas, picadas

¼ pimiento rojo picado

1 cucharada. leche sin grasa

Aceite en aerosol

Instrucciones:

1. Precaliente el horno a 350 F.

2. Rocíe una sartén pequeña resistente al horno con aceite. Agregue el pimiento y cocine a fuego lento hasta que esté bien cocido.

3. Agregue las espinacas a la pimienta y cocine hasta que las hojas se marchiten, aproximadamente 30 segundos.

4. Mientras se cocinan las verduras, mezcle las claras de huevo y la leche.

5. Vierta la mezcla de huevo sobre las verduras y revuelva.

6. Mueva la sartén al horno y hornee durante 8-10 minutos o hasta que esté lista.

Notas de preparación:

Cualquiera de las verduras de la tabla en el Capítulo 2 (5: 2 Diet Power Foods) funcionará bien en esta receta. Asegúrese de ajustar las calorías en consecuencia.

Por porción:

Calorías	Grasa	Carbohidratos	Proteínas	Sodio
47	0g	3,5 g	8,5 g	124 mg

Recetas: 50-100 calorías por porción

Si necesita una comida más grande para comenzar el día, pruebe una de estas recetas. Todos incluyen una dosis de carbohidratos o proteínas que te harán sentir más lleno por más tiempo.

Muffins de arándanos de trigo integral (93 calorías)

Tazas de espinacas con salchicha

vegetariana (91 calorías)

Granola de fresa baja en calorías (78 calorías)

Empanadas de salchicha de pollo y manzana (89 calorías)

Muffins ingleses de granos múltiples (97 calorías)

Muffins de arándano y jugo de naranja (94 calorías)

Muffins de trigo integral y arándano

Hecho con harina integral, fruta y yogurt griego repleto de proteínas, estos muffins son una excelente opción de día rápido para el desayuno en el camino. Haga con anticipación y almacene en el congelador para una comida rápida y abundante de 100 calorías.

Cantidad de Porciones	TAMAÑO DE PORCIÓN	CALORÍAS POR PORCIÓN
6 muffins	1 muffin (60 g)	93

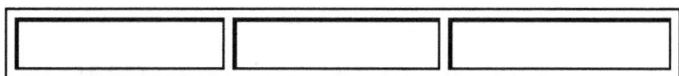

¾ taza de harina de trigo integral

1 cucharadita levadura en polvo

¼ cucharadita sal

1 clara de huevo

½ taza de yogur griego natural, sin grasa

⅛ taza de azúcar morena

1 cucharada. puré de manzana, sin azúcar

1 taza de arándanos, frescos o congelados (descongelados)

Spray para hornear

Instrucciones:

1. Precaliente el horno a 375 F.

2. Cubra seis moldes para muffins de tamaño estándar con spray para hornear o aceite en aerosol.

3. En un tazón mediano, mezcle la harina, el polvo de hornear y la sal.

4. En un tazón separado, mezcle la clara de huevo, el yogur, el azúcar morena y el puré de manzana.

5. Vierta lentamente la mezcla líquida en la mezcla de harina, revolviendo ligeramente hasta que se mezcle. Agregue

suavemente los arándanos.

6. Coloque la masa en las 6 tazas de panecillos preparadas, dividiéndolas por igual. No llene más de aproximadamente 2/3.

7. Hornee en el horno precalentado unos 15 minutos o hasta que estén doradas. La parte superior debe retroceder cuando se presiona ligeramente.

8. Deje que los muffins se enfríen en la sartén 5 minutos, luego transfiéralas a una rejilla y enfríe por completo.

Notas de preparación:

La harina integral puede hacerlos un poco más densos que los muffins hechos con harina blanca. Para mantenerlos esponjosos, no revuelva demasiado la masa en el Paso 5.

Por muffin:

Calorías	Grasa	Carbohidratos	Proteínas	Sodio
93	0,5g	19,5 g	3,5 g	112 mg

Cazuela de espinacas con salchicha vegetariana

La proteína en estas sabrosas tazas de cazuela de desayuno te mantendrá toda la mañana. Se mantendrán durante un par de días en el refrigerador y un mes más o menos en el congelador.

Cantidad de Porciones	TAMAÑO DE PORCIÓN	CALORÍAS POR PORCIÓN
4	1 muffin (132 g)	91

3 onzas. espinacas frescas
2 huevos
2 claras de huevo
⅛ taza de leche descremada
2 onzas. chorizo de verduras desmenuzado
2 onzas. queso mozzarella rallado
Aceite en aerosol
Sal pimienta

Instrucciones:

1. Precaliente el horno a 375 F.

2. Cubra cuatro moldes para muffins de tamaño estándar con aceite en aerosol.

3. Cubra ligeramente una sartén antiadherente con aceite en aerosol y caliéntela a medio-bajo. Agregue las espinacas y saltee hasta que estén suaves, agregando una cucharadita de agua si las espinacas comienzan a pegarse.

4. Mientras se cocina la espinaca, mezcle en un tazón pequeño los huevos, las claras y la leche.

5. Cuando las espinacas se hayan cocinado, divídalas en seis porciones y colóquelas en los moldes para panecillos preparados.

6. En cada taza, cubra las espinacas con una cucharada de salchicha vegetariana.

7. Vierta la mezcla de huevo en cada taza, llenando aproximadamente 2/3 de su capacidad.

8. Cubra cada taza con una pizca de queso rallado y espolvoree con sal y pimienta.

9. Hornee las cacerolas durante unos 15 minutos.

Notas de preparación:

Si no le gustan las salchichas vegetarianas, puede sustituir las empanadas de salchicha de pavo o la salchicha de pollo y manzana (desmenuzadas). Esto agrega 10 calorías por porción a la receta.

Por panecillo:

Calorías	Grasa	Carbohidratos	Proteínas	Sodio
91	5,5g	2 g	9 g	200 mg

Granola de fresa baja en calorías

La mayoría de las granolas preparadas comercialmente están llenas de calorías. Para aligerarnos, hemos dejado de lado las nueces y la mayor parte de la grasa, y endulzamos con néctar de agave para mantener la energía.

Cantidad de Porciones	TAMAÑO DE PORCIÓN	CALORÍAS POR PORCIÓN
4	1 muffin (132 g)	91

2 tazas de avena a la antigua

½ taza de germen de trigo

2 tazas de fresas secas

¼ taza de néctar de agave

3 cucharadas aceite de linaza

1 cucharadita extracto de vainilla

1 cucharada. agua

Aceite en aerosol

Instrucciones:

1. Precaliente el horno a 275 F.

2. En un tazón mediano, mezcle la avena y el germen de trigo.

3. En una cacerola pequeña, caliente el néctar de agave, el aceite de linaza, el extracto de vainilla y el agua a fuego lento. Llevar a fuego lento pero no hervir.

4. Vierta el líquido sobre la mezcla de avena y revuelva bien.

5. Cubra una bandeja grande para hornear con aceite en aerosol y agregue la mezcla de avena, extendiendo uniformemente.

6. Hornee por 30 minutos, luego agregue las fresas. Extienda la granola de manera uniforme en la bandeja y continúe horneando durante otros 15 minutos.

Notas de preparación:

Puede sustituir el néctar de agave con miel (aligerando con un poco de agua) sin cambiar las calorías.

Otras frutas secas también funcionan bien. Para una variación intente:

Cerezas secas (sin azúcar): reduzca la cantidad a 1 taza no al tope. Las calorías por porción aumentan a 100.

Arándanos secos: use las 2 tazas completas. Las calorías por porción aumentan a 82.

Arándanos secos (sin azúcar): Use las 2 tazas completas. Las calorías por porción no cambian.

Por porción:

Calorías	Grasa	Carbohidratos	Proteínas	Sodio
78	3g	11,5 g	2 g	0 mg

Empanadas De Salchicha De Pollo Y Manzana

Aunque la salchicha no siempre es la opción de desayuno más saludable, ¡estas empanadas rompen la regla! Hecho con pechuga de pollo magra y manzanas frescas de granja, estos son excelentes solos o combinados con un huevo o papas (cuando tiene más calorías de sobra).

Cantidad de Porciones	TAMAÑO DE PORCIÓN	CALORÍAS POR PORCIÓN
8	2 empanadas	89

	(83 g)	

2 cucharaditas aceite de canola

1 manzana mediana, pelada y cortada en cubitos

1 libra de pechuga de pollo molida

1 cucharadita salvia seca

1 cucharada. azúcar moreno claro

½ cucharadita semillas de hinojo, molidas

¾ cucharadita sal

¼ cucharadita pimienta negra

Aceite en aerosol

Instrucciones:

1. Caliente el aceite de canola a fuego medio en una sartén antiadherente. Agregue las manzanas en cubitos y cocine por dos minutos. Mueva las manzanas a un tazón para enfriar.

2. En un tazón mediano, combine el pollo, la salvia, el azúcar, las semillas de hinojo, la sal y la pimienta. Mezcle bien hasta obtener una consistencia uniforme, luego agregue las manzanas cocidas.

3. Divida la mezcla de carne en 16

porciones iguales. Forme cada porción en una bola, luego presione suavemente para formar una empanada de 3 pulgadas.

4. Rocíe la sartén con aceite en aerosol y caliéntela a fuego lento. Cocine las empanadas (tres o cuatro a la vez) durante 3 minutos por cada lado, o hasta que estén doradas y bien cocidas. Si los exteriores se están cocinando demasiado rápido, agregue una pequeña cantidad de agua a la sartén y cubra.

Notas de preparación:

Normalmente los hago con una manzana más dulce como Gala o Honeycrisp. Pero para un gusto diferente, pruebe una que sea más ácida, como Granny Smith o McIntosh.

Por porción:

Calorías	Grasa	Carbohidratos	Proteínas	Sodio
89	1,5 g	4.5 g	14 g	250 mg

Muffins ingleses de granos múltiples

Omita los muffins "100 calorías" compradas en la tienda, a menudo están cargadas de edulcorantes artificiales. Esta receta viene con el mismo contenido calórico, pero con ingredientes totalmente naturales. La levadura tarda un poco en crecer, así que prepárate para un regalo matutino.

Cantidad de Porciones	TAMAÑO DE PORCIÓN	CALORÍAS POR PORCIÓN
13	1 muffin (46 g)	97

½ taza de agua tibia
1 cucharada. néctar de agave o miel
2 cucharaditas levadura (activa seca)
1 cucharadita mantequilla derretida
1 ½ tazas de harina para todo uso

1 taza de harina de trigo integral

¼ taza de avena arrollada

¼ taza de germen de trigo

1 cucharada. sal

2 cucharaditas linaza entera

½ taza de suero de leche bajo en grasa o sin grasa

Spray para cocinar

Instrucciones:

1. En una taza pequeña, revuelva el néctar de agave (o miel) y la levadura en el agua y deje que la mezcla forme espuma. Agregue la mantequilla derretida.

2. Usando un tazón grande para mezclar, combine las harinas, la avena, el germen de trigo, la sal y la linaza. Agregue la mezcla de suero de leche y levadura y forme una masa con las manos.

3. Espolvorea la superficie de trabajo con harina y saca la masa. Amasar durante unos 4 minutos hasta que quede suave.

4. Rocíe un tazón con aceite y coloque la masa en el tazón. Cubra el recipiente con una toalla de tela y colóquelo en un lugar cálido para que se levante, aproximadamente una hora. La masa debe

duplicar su tamaño.

5. Cuando la masa esté lista, amase durante otros 2 minutos en una superficie de trabajo ligeramente enharinada. Enrolle en una hoja de aproximadamente ½ pulgada de espesor.

6. Use una galleta redonda o un cortador de galletas (3 pulgadas de diámetro) para cortar los muffins. Coloque las rondas en una bandeja para hornear galletas (cubra con papel pergamino o use una bandeja para hornear de silicona), cubra con un paño y deje crecer durante 20 minutos hasta que se hinchen.

7. Rocíe una sartén grande o plancha con aceite en aerosol y caliéntela a fuego lento. Agregue algunas de las rondas, manteniéndolas separadas aproximadamente 2 pulgadas. Cocine unos 5-6 minutos por lado o hasta que estén dorados. Repita para el resto de la masa. Permita que los panecillos se enfríen durante unos 20 minutos antes de partirlos.

Por porción:

Calorías	Grasa	Carbohidratos	Proteínas	Sodio
97	1 g	18.5 g	3 g	550 mg

Muffins de arándano y jugo de naranja

Si bien no es la opción más baja en calorías por gramo, ¡a veces solo necesitas un panecillo! Estas alternativas saludables también se congelan bien: aproveche con anticipación y disfrute durante toda la semana.

Cantidad de Porciones	TAMAÑO DE PORCIÓN	CALORÍAS POR PORCIÓN
12	1 muffin (49 g)	94

2 tazas de harina para todo uso

2 cucharaditas Levadura en polvo

1 cucharada. cáscara de naranja

1 huevo

¾ taza de jugo de naranja

¼ taza de puré de manzana

2 cucharadas. Leche

1 cucharadita vainilla

½ taza de arándanos secos, picados

Spray para hornear

Instrucciones:

1. Precaliente el horno a 400 F.

2. En un tazón grande, combine la harina, el polvo de hornear y la ralladura de naranja.

3. Agregue el huevo, el jugo de naranja, el puré de manzana, la leche y la vainilla. Mezcle ligeramente hasta que esté mezclado. La masa estará un poco grumosa, pero no mezcle demasiado.

4. Agregue los arándanos.

5. Cubra 12 moldes para muffins con spray para hornear y llene cada uno hasta la mitad con masa.

6. Hornee de 8 a 12 minutos hasta que se dore. La parte superior debe retroceder

cuando se presiona ligeramente.

7. Enfríe los panecillos en la sartén durante aproximadamente 5 minutos y luego muévalos a una rejilla para enfriar. Deje enfriar en la rejilla por otros 5-10 minutos antes de servir.

Notas de preparación:

Revuelva los ingredientes húmedos en la mezcla de harina hasta que estén húmedos. Mezclar en exceso puede hacer que los muffins sean demasiado densos.

Por panecillo:

Calorías	Grasa	Carbohidratos	Proteínas	Sodio
90	0,5 g	19.5 g	3 g	8 mg

Recetas: 100-200 calorías por porción

Estas recetas le dan un mayor aumento de calorías, para que el comienzo de su día de ayuno no sea tan impactante. Vaya por estos si necesita energía extra para pasar la tarde.

Frittata de patata y jamón (118 calorías)

Sandwich de Salmón Ahumado (168 calorías)

Pudín de pan de desayuno (125 calorías)

Crujiente de manzana (135 calorías)

Huevos Rancheros (169 calorías)

Dedos de pescado (165 calorías)

Desayuno americano clásico: tocino, huevos y papas al horno (175 calorías)

Mini Cazuelas Hash Brown (149 calorías)

Frittata de Patata y Jamón

Cuando desees un desayuno o brunch de carne y papas de la vieja escuela, prueba esta frittata baja en calorías. Cuando se hace con sustituto de huevo, también es bajo en grasa y está repleto de proteínas.

Cantidad de Porciones	TAMAÑO DE PORCIÓN	CALORÍAS POR PORCIÓN
4	1 porción (164 g)	118

1 ½ tazas de sustituto de huevo

2 cucharadas. leche sin grasa

1/4 cucharadita sal

Pizca de tomillo

Pizca de pimienta negra

¼ taza de pimiento verde picado

2 tazas de papa rallada (cruda)

½ taza de jamón picado

1 cucharada. queso cheddar rallado

Aceite en aerosol

Instrucciones:

1. Coloque las papas ralladas en un recipiente apto para microondas y cocine en el microondas durante 2 minutos.

2. En un recipiente aparte, batir los huevos, la leche, la sal, el tomillo y la pimienta negra.

3. Cubra una sartén mediana con aceite en aerosol y cocine el pimiento verde hasta que esté tierno, aproximadamente 2 minutos. Agregue las papas y continúe cocinando durante aproximadamente 5 minutos hasta que las papas estén ligeramente doradas.

4. Agregue el jamón y cocine por otro minuto.

5. Vierta la mezcla de huevo en la sartén y cubra. Cocine durante unos 8 minutos, levantando ocasionalmente los bordes de la frittata para que el huevo crudo llegue al fondo.

6. Cuando la frittata se haya fraguado, espolvoree con queso. Cubra la sartén y

caliente hasta que el queso se derrita, aproximadamente 30 segundos.

7. Retirar del fuego, cortar en 4 porciones y servir.

Notas de preparación:

Si lo prefiere, reemplace el sustituto de huevo con 6 huevos grandes. Las calorías por porción aumentarán a 162.

Por porción:

Calorías	Grasa	Carbohidratos	Proteínas	Sodio
118	2 g	8,5 g	15,5 g	565 mg

Sandwich de Salmón Ahumado

Una versión saludable de un desayuno tradicional, esta versión baja en calorías está hecha con claras de huevo y salmón en un panecillo de granos múltiples.

Cantidad de porciones:

Cantidad de Porciones	TAMAÑO DE PORCIÓN	CALORÍAS POR PORCIÓN
1	1 sándwich (169 g)	168

2 claras de huevo

Pizca de sal

1 cucharadita alcaparras

1 onza de salmón ahumado

2 rodajas de tomate

1 panecillo inglés multigrano bajo en calorías, partido y tostado

Aceite en aerosol

Instrucciones:

1. Rocíe una sartén pequeña con aceite y caliéntela a fuego medio.

2. Enjuague las alcaparras y pique en trozos grandes.

3. Agregue las claras de huevo, la sal y las alcaparras a la sartén. Cocine mientras revuelve constantemente durante unos 30 segundos o hasta que las claras de huevo estén listas.

4. Coloque la mitad de la magdalena en un plato y cubra con las claras de huevo. Cubra con el salmón ahumado y la rodaja de tomate, y cubra con la otra mitad del panecillo.

Notas de preparación:

Para obtener más textura y sabor, corte el tomate adicional y mezcle con la clara de huevo antes de cocinar. Agregue alrededor de 5 calorías al total.

Si lo prefiere, reemplace la clara de huevo con 1 huevo grande. Las calorías totales por porción aumentarán a 199.

El salmón ahumado puede variar ampliamente en calorías. Busque especies silvestres en lugar de cultivadas en granjas y evite las variedades con sabor. Esta receta utiliza salmón escocés con aproximadamente 35 calorías por onza (1.25 calorías por gramo).

Por porción:

Calorías	Grasa	Carbohidratos	Proteínas	Sodio
168	2,5 g	27 g	17.5 g	1077 mg

Pudín de pan de desayuno

Comience su mañana con un desayuno caliente y horneado que toda la familia disfrutará. La leche y las claras de huevo comienzan con una explosión de proteínas, mientras que el trigo integral agrega energía de liberación lenta para una plenitud duradera.

Cantidad de Porciones	TAMAÑO DE PORCIÓN	CALORÍAS POR PORCIÓN
8	1 porción (129 g)	125

6 rebanadas de pan integral bajo en grasa

2 cucharadas. coba

8 claras de huevo

2 tazas de leche sin grasa

¼ taza de pasas

¼ taza de azúcar morena

1 cucharadita canela molida

1 cucharadita extracto de vainilla

Spray para hornear

Instrucciones:
1. Precaliente el horno a 350 F.

2. Cubra una fuente para hornear de vidrio de 8 x 8 con spray para hornear o aceite en aerosol.

3. Corte el pan en trozos de 1 pulgada y colóquelo en la fuente para hornear.

4. En un tazón mediano, mezcle la compota de manzana, las claras de huevo y la leche. Agregue las pasas, el azúcar, la canela y la vainilla.

5. Vierta la mezcla líquida sobre el pan. Use un tenedor para presionar suavemente el pan para que absorba el líquido.

6. Hornee en el horno precalentado durante 45 minutos hasta que se dore ligeramente. La parte superior debe retroceder cuando se presiona ligeramente.

7. Dejar enfriar durante unos 5 minutos antes de cortar.

Notas de preparación:

Las calorías en el pan pueden variar ampliamente. Esta receta utiliza pan integral con aproximadamente 70 calorías por rebanada de 1 onza (2.5 calorías por gramo).

Para un sabor diferente, reemplace las pasas con cerezas secas y agregue 1 cucharada adicional de azúcar morena para compensar la acidez. El total de calorías por porción aumentará a 130.

Por porción:

Calorías	Grasa	Carbohidratos	Proteínas	Sodio
125	1 g	21 g	8.5 g	200 mg

Manzana crujiente

Las cálidas manzanas de canela cubiertas con yogur de limón batido son un desayuno perfecto para el otoño. Esta receta se reduce muy bien para una sola porción.

Cantidad de Porciones	TAMAÑO DE PORCIÓN	CALORÍAS POR PORCIÓN
4	1 porción (115 g)	135

1 cucharada. aceite de coco

2 manzanas medianas, sin corazón y en rodajas finas

1 cucharada. azúcar morena

¼ cucharadita Jengibre molido

179

Pizca de canela molida

2 cucharadas. yogur griego natural, sin grasa

1 cucharadita cáscara de limón rallada

4 cucharaditas néctar de agave

¼ taza de granola baja en grasa

Instrucciones:

1. Derrita el aceite de coco a fuego medio en una sartén antiadherente.

2. Agregue las rodajas de manzana y cocine por 3 minutos.

3. Agregue el azúcar, el jengibre y la canela y continúe cocinando hasta que las manzanas estén bien cocidas.

4. Mientras se cocinan las manzanas, batir la cáscara de limón en el yogur hasta que esté suave y esponjosa.

5. Cuando las manzanas estén listas, divídalas en 4 porciones y colóquelas en platos o en recipientes poco profundos.

6. Cubra cada plato con ½ cucharada. del yogur batido, seguido de 1 cucharadita. de néctar de agave. Espolvorea con la granola y disfruta.

Notas de preparación:

Si bien cualquier tipo de manzana funcionará en esta receta, las variedades más crujientes tienden a resistir mejor. Busque Gala o Honeycrisp. Las calorías en esta receta se basan en manzanas medianas con aproximadamente 182 g cada una.

Si prefiere miel en lugar de néctar de agave, use la misma cantidad (1 cucharadita por porción) y agregue 5 calorías.

También puede cocinar las manzanas con mantequilla o aceite de canola por aproximadamente las mismas calorías por porción.

Por porción:

Calorías	Grasa	Carbohidratos	Proteínas	Sodio
135	3 g	26 g	1 g	50 mg

Huevos rancheros

Viviendo en California durante la universidad, me encantó un gran plato de huevos rancheros por la mañana. Si bien esta versión amigable 5: 2 toma algunas libertades, la compensación es una comida de desayuno significativamente más baja en grasas y calorías.

Cantidad de Porciones	TAMAÑO DE PORCIÓN	CALORÍAS POR PORCIÓN
1	1 porción (165 g)	169

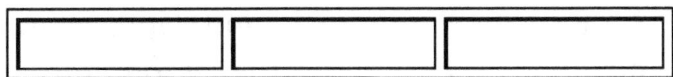

1 tortilla de maíz de 6 pulgadas

1 huevo

¼ taza de frijoles refritos sin grasa

2 cucharadas. salsa

Aceite en aerosol

Instrucciones:

1. Rocíe una sartén mediana con aceite y cocine la tortilla en cada lado hasta que se caliente por completo.

2. Retire la tortilla de la sartén, agregue otra rociada de aceite y fría el huevo hasta que la clara esté firme. [Típicamente, los huevos rancheros se sirven con la yema ligeramente líquida; sin embargo, consumir huevos poco cocidos puede aumentar el riesgo de enfermedades transmitidas por los alimentos, especialmente si tiene ciertas afecciones médicas.]

3. En un tazón pequeño apto para microondas, cocine los frijoles durante 1 minuto, revolviendo hasta la mitad.

4. Coloque la tortilla en un plato y unte con los frijoles. Cubra con el huevo y rocíe con salsa.

Notas de preparación:

Las calorías en esta receta se basan en una tortilla de 52 calorías.

Para una versión diferente de este plato clásico, sustituya ¼ de taza de frijoles negros cocidos por los frijoles refritos (agregue 10 calorías).

Ahorrará unas 30 calorías reemplazando el huevo con 2 claras de huevo. Mezcle un poco de la salsa mientras cocina para agregar sabor.

Por porción:

Calorías	Grasa	Carbohidratos	Proteínas	Sodio
169	5 g	21 g	11 g	550 mg

Dedos de pescado

Para un cambio de los alimentos tradicionales para el desayuno, pruebe los dedos de pescado con un poco de salsa de tomate y un pequeño puñado de galletas. Las proteínas y los carbohidratos de liberación lenta lo ayudarán a almorzar.

Cantidad de Porciones	TAMAÑO DE PORCIÓN	CALORÍAS POR PORCIÓN
3	3 palitos de pescado (85	165

g)

4 onzas. pescado blanco suave, como bacalao o platija

Sal pimienta

¼ taza de harina para todo uso

1 huevo

1 clara de huevo

1 cucharadita jugo de limón

¼ taza de pan rallado

Una pizca de pimentón

Spray para cocinar

Instrucciones:
1. Precaliente el horno a 400 °F.

2. Rocíe una bandeja para hornear con aceite en aerosol.

3. Rebane el pescado en 9 tiras

aproximadamente del mismo tamaño y sazone ligeramente con sal y pimienta.

4. Vierta la harina en un tazón.

5. En un segundo tazón, mezcle el huevo, la clara de huevo y el jugo de limón.

6. En un tercer tazón, mezcle el pan rallado y el pimentón.

7. Uno a la vez, enrolle cada tira de pescado en harina, luego cubra con la mezcla de huevo. Enrolle las migas de pan y colóquelas en la bandeja para hornear. Continúe hasta que todas las tiras estén cubiertas.

8. Hornee en el horno precalentado durante 15 minutos, dando media vuelta.

Notas de preparación:

Para completar su comida agregue unas galletas saladas bajas en calorías (aproximadamente 11 g) y un lado de salsa de tomate. Esto agrega alrededor de 45 calorías.

Para un desayuno aún más simple, use palitos de pescado congelados preparados y cocine según las **instrucciones** del paquete. Busque palitos de pescado bajos en calorías y grasas.

Por porción:

Calorías	Grasa	Carbohidratos	Proteínas	Sodio
165	5 g	15 g	14,5 g	85 mg

Desayuno americano clásico: tocino, huevos y papas al horno

¿Antojo de tocino y huevos tradicionales para tu comida de la mañana? Pruebe esta receta baja en calorías con todo el sabor pero menos de 200 calorías por porción.

Cantidad de Porciones	TAMAÑO DE PORCIÓN	CALORÍAS POR PORCIÓN
1	1 porción (85 g)	175

1 huevo

3 tiras de tocino de corte central

½ papa mediana

Spray para cocinar

Instrucciones:
1. Precaliente el horno a 400 °F.

2. Usando un procesador de alimentos o rallador, triture la papa en tiras estrechas. Coloque en un recipiente apto para microondas y cocine en el microondas durante aproximadamente 1 minuto.

3. Cubra una sartén pequeña con aceite

en aerosol y agregue las papas. Rocíe ligeramente con aceite en aerosol y cocine a fuego medio hasta que se dore.

4. Mientras se cocinan las papas, forre una pequeña bandeja para hornear con papel de aluminio y coloque las tiras de tocino planas. Cocine en el horno precalentado hasta obtener la textura crujiente deseada, generalmente alrededor de 8-12 minutos.

5. Cuando las papas estén terminadas, muévalas a un plato para servir y cocine el huevo en la misma sartén.

6. Acomode el plato con las papas, el huevo y el tocino. Agregue una pequeña cucharada de salsa de tomate, si lo desea. (Asegúrese de agregar las calorías para la salsa de tomate, 5 calorías por cucharadita).

Notas de preparación:

Busque tocino de corte central bajo en grasa con aproximadamente 23 calorías por rebanada de 5 g.

Como alternativa a las papas ralladas, cocine la papa en el microondas durante unos minutos. Dejar enfriar, luego cortar en cubos. Cocine en la sartén cubierta con aceite en aerosol hasta que se dore. Espolvorea con sal sazonada si lo deseas.

Por porción:

Calorías	Grasa	Carbohidratos	Proteínas	Sodio
175	4,5 g	19 g	12,5 g	250 mg

Mini Cazuelas de Hash Brown

Las papas, si se usan con moderación, pueden ser una gran adición a los días de ayuno. Los carbohidratos saludables de liberación lenta proporcionan energía durante toda la mañana.

Cantidad de Porciones	TAMAÑO DE PORCIÓN	CALORÍAS POR PORCIÓN
3	2 mini caserolas	149

1 taza de papa rallada, cruda (aproximadamente 1 papa mediana)

½ taza de cebolla picada (opcional)

½ cucharadita polvo de ajo

Sal y pimienta

1 taza de claras de huevo

¼ taza de pimiento verde picado

1 onza. queso suizo bajo en grasa

1 onza. jamón picado

Spray para cocinar

Instrucciones:

1. Precaliente el horno a 400 °F.

2. Rocíe un molde para muffins antiadherente con una cantidad generosa de aceite en aerosol.

3. Usando un procesador de alimentos o rallador, triture la papa en tiras estrechas. Mezclar con la cebolla, el ajo en polvo, la sal y la pimienta.

4. Divida la mezcla de papas en 6 partes iguales y saque cada parte en una de las tazas de muffins preparadas. Usando el dorso de una cuchara (o tus dedos), presiona las papas a lo largo de los lados y el fondo de la sartén para formar una pequeña taza o nido.

5. Hornee las papas en el horno precalentado durante aproximadamente 30 minutos o hasta que estén doradas.

6. Mientras se cocinan las papas, mezcle las claras de huevo, el pimiento verde, el

queso y el jamón.

7. Cuando las papas estén listas, retire la sartén del horno y llene cada nido con la mezcla de clara de huevo.

8. Regrese la sartén al horno y hornee hasta que los huevos estén completamente cocidos, aproximadamente 20 minutos.

Notas de preparación:

Si las papas se adhieren a la bandeja para muffins, pruebe los revestimientos de silicona reutilizables. Coloque un forro en cada taza y rocíe ligeramente con aceite en aerosol.

¡Experimente con otros rellenos! En lugar de jamón y pimiento verde, intente:

- Espinacas y champiñones picados (1/4 taza de cada uno): reduce las calorías por porción a 134.

- Salchicha de pollo y manzana (1 empanada), desmenuzada. No hay cambios en las calorías por porción.

Calorías	Grasa	Carbohidratos	Proteínas	Sodio
149	3 g	16 g	15 g	300 mg

Recetas: 200-300 calorías por porción

Algunas personas que hacen dieta 5: 2 encuentran que dividir sus calorías aproximadamente de manera uniforme entre el desayuno y la cena es una estrategia viable. Pero incluso si prefiere un desayuno más pequeño, estas recetas son una excelente opción para los amantes del desayuno para la cena.

Huevos Benedictinos (295 calorías)

Avena durante la noche (295 calorías)

Arroz picante y tazón de huevo (266 calorías)

Panqueques de banana y trigo integral
(258 calorías)

Panqueques de avena y arándanos (254
calorías)

Waffles de pan francés (256 calorías)

Buñuelo de manzana al horno (252
calorías)

Omelet (Envoltura de tortilla) (225
calorías)

Pan de desayuno de calabacín (235
calorías)

Cazuela de salchicha de papa (282
calorías)

www.ingramcontent.com/pod-product-compliance
Lightning Source LLC
Chambersburg PA
CBHW051721020426
42333CB00014B/1094